主编

胡必杰　高晓东　韩玲样

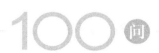

U0309279

上海科学技术出版社

图书在版编目（CIP）数据

新型冠状病毒肺炎预防与控制100问/胡必杰，高晓东，韩玲样主编.—上海：上海科学技术出版社，2020.4（2020.10重印）

ISBN 978-7-5478-4821-0

Ⅰ.①新… Ⅱ.①胡… ②高… ③韩… Ⅲ.①日冕形病毒－病毒病－肺炎－预防（卫生）－问题解答 Ⅳ.①R563.101－44

中国版本图书馆CIP数据核字（2020）第048138号

新型冠状病毒肺炎预防与控制100问

主编　胡必杰　高晓东　韩玲样

上海世纪出版（集团）有限公司
上海科学技术出版社 出版、发行
（上海钦州南路71号　邮政编码200235　www.sstp.cn）
上海盛通时代印刷有限公司印刷
开本 889×1194　1/32　印张 5.625
字数 120千字
2020年4月第1版　2020年10月第3次印刷
ISBN 978-7-5478-4821-0/R·2041
定价：48.00元

内容提要

本书由上海国际医院感染控制论坛（SIFIC）专家团队编写，旨在为临床医护人员在新型冠状病毒肺炎疫情防控期间遇到的困惑提供解答，给予可操作的建议。

全书分为新型冠状病毒基本知识、公众预防措施、医疗机构不同部门防控要点、医务人员个人防护、环境清洁消毒等板块，同时给出了30余个工作流程图，供医务人员在实践中参考。

本书在梳理和借鉴国务院、国家卫生健康委员会、中国疾病预防控制中心、各级卫生行政部门发布的一系列通知、规范和指南，以及各个专业领域发布的各类专家共识、文献的基础上编写，贴近实践，贴近临床，供各级临床医护人员参考使用。

编者名单

主 编

胡必杰　高晓东　韩玲样

编写者

（按姓氏拼音排序）

高晓东　复旦大学附属中山医院
韩玲样　铜川市妇幼保健院
胡必杰　复旦大学附属中山医院
江云兰　安庆市第一人民医院
廖　丹　广西壮族自治区妇幼保健院
刘　滨　柳州市工人医院
切措塔　四川九寨沟县人民医院
孙庆芬　赤峰学院附属医院
王　超　江西省中西医结合医院
王广芬　宁波市医疗中心李惠利医院

王世浩　山东中医药大学第二附属医院

王玉兰　广州市广东祈福医院

吴怀英　聊城市第三人民医院

阎　颖　郑州人民医院

张　静　安徽省淮北市人民医院

张　菊　成都市龙泉驿区第一人民医院

周　密　苏州大学附属儿童医院

前　言

　　新型冠状病毒肺炎是2019年12月在武汉首次出现的一种新的传染病，由一种 β 属新型冠状病毒引起，世界卫生组织（WHO）将这种病毒命名为2019-nCoV。鉴于其人群普遍易感性，国家卫生健康委员会于2020年1月20日将其纳入乙类传染病，并按照甲类传染病管理；同时各省、自治区和直辖市相继启动重大突发公共卫生事件一级响应，实行最严格的防控措施。2020年2月7日，国家卫生健康委员会将其命名为"新型冠状病毒肺炎"（novel coronavirus pneumonia），简称"新冠肺炎"（NCP）。自疫情发生以来，党中央、国务院高度重视，统筹安排各项工作，医务人员坚决贯彻执行"坚定信心、同舟共济、科学防治、精准施策"的方针。

　　为更好地贯彻落实党中央各项决策部署，增进公众和医疗机构工作人员对该疾病的认识和理解，指导公众做好个人预防，增强各级医疗机构防控工作的针对性、精准性、有效性，构筑防疫抗疫坚实防线，全国新型冠状病毒肺炎医疗救治专家组成员、复旦大学附属中山医院胡必杰教授带领上海国际医院感染控制论坛（SIFIC）专家团队在梳理和借鉴国务院、国家卫生健康委员会、中国疾病预防控制中心、各级卫生行政部门发布的一系列通知、规范和指南，以及各个专业领域发布的各类专家共识、文献的基础上，对公众预防和临床防控工作中常见的一些困惑给予具操作性的建议，力求贴近生活、贴近实践、贴近临床。

全书分为新型冠状病毒基本知识、公众预防措施、医疗机构不同部门防控要点、医务人员个人防护、环境清洁消毒等板块，同时给出了30余个工作流程图供医务人员在实践中参考。

SIFIC作为中国感控学术团体第一品牌，早已成为中国感控人的家园。新型冠状病毒肺炎疫情发生后，SIFIC团队密切关注疫情发展趋势，及时分享各类指南、规范、经验，旨在为广大感染/感控同道、普通民众提供新型冠状病毒肺炎防控中专业的信息、权威的观点、接地气的经验，共同实现科学防控、规范防控。截至目前，SIFIC有20余位版主逆行湖北抗疫一线，还有更多的SIFIC版主和会员坚守在全国各个医疗机构的抗疫岗位上。此刻，我们希望用自己的专业知识和专业技能最大限度地减少医务人员感染，践行"你保护患者，我保护你"的初衷，携手打赢这场"抗疫"战。我们也希望用自己的专业知识给广大群众提供专业的防控建议，实现全民精准施策、科学防控。

鉴于我们对新型冠状病毒及新型冠状病毒肺炎还有很多未知之处，我们对它的认识每天都在更新，且编写时间仓促、编写人员能力有限，因此不妥之处在所难免，恳请广大读者批评指正。读者可通过SIFIC论坛（https://bbs.sific.com.cn/n）以及SIFIC感染官微等途径提出改进意见和建议，帮助我们共同提高。

本书编委会

2020年2月24日

目 录

第二章 · 公众预防措施

015

第三章·医疗机构防控措施

第四章 · 医务人员个人防护

第五章 · 环境清洁消毒
089

第六章·实验室安全

101

第七章·集中隔离点管理

111

第八章 · 医疗废物与污水管理

117

第九章 · 工作流程

121

第一章

关于新型冠状病毒肺炎

① 什么是新型冠状病毒？

冠状病毒为RNA病毒，是自然界广泛存在的一大类病毒，是人畜共患病毒的一大家族，可以感染人、鼠、猪、猫、犬、蝙蝠与禽类脊椎动物。到目前为止，大约有17种不同冠状病毒株被发现，除本次引起病毒性肺炎的新型冠状病毒外，共发现6种感染人的病毒。其中4种引起常见的人类感染，但致病性低，一般仅引起类似普通感冒的轻微呼吸道症状，另外两种冠状病毒即严重急性呼吸综合征（SARS）冠状病毒和中东呼吸综合征（MERS）冠状病毒，可引起严重的呼吸系统疾病。据世界卫生组织（WHO）与我国专家研究确认，此次发生新型冠状病毒肺炎的传染源为第7种感染人的冠状病毒，暂称为新型冠状病毒。国际病毒学分类委员会将冠状病毒科分为4个属即 α、β、γ 和 δ 属，此次新型冠状病毒属于 β 冠状病毒属Sarbe亚属，有包膜，颗粒呈圆形或椭圆形，常为多形性，直径60 ～ 140 nm，其基因特征与严重急性呼吸综合征冠状病毒（SARS-CoV）和中东呼吸综合征冠状病毒（MERS-CoV）有明显区别。目前研究显示其与蝙蝠SARS样冠状病毒（bat-SL-CoVZC45）同源性达85%以上。

由新型冠状病毒引起的以肺炎为主要表现的疾病称为新型冠状病毒肺炎。经国务院批准，2020年1月20日，该疾病被纳入《中华人民共和国传染病防治法》规定的乙类传染病，并对其采取甲类传染病的预防、控制措施。

② 新型冠状病毒肺炎的主要传播途径有哪些？感染源是什么？易感人群有哪些？

基于目前对新型冠状病毒的认识，《新型冠状病毒肺炎诊疗方案（试行第六版）》中提到：新型冠状病毒肺炎的主要传播途径是经呼吸道飞沫和接触传播；在相对封闭的环境中长时间暴露于高浓度气溶胶情况下存在经气溶胶传播的可能；其他传播途径尚待明确。在阻断传播途径时，应针对性地重点采取飞沫预防和接触预防措施。

基于目前对该疾病的认识，传染源主要是新型冠状病毒感染的患者，无症状感染者也可能成为传染源。无症状感染者本身没有明显的临床表现，如发热、乏力及其他肺炎表现等，但核酸检测结果阳性。这部分人带有病毒，可能是传染源，可能会造成传播，但是从目前的情况来看，病毒量的多少和病情轻重是有一定相关性的，无症状感染者病情偏轻，排出的病毒量会比较少，因此在传播能力上较重病人弱。但因为无症状感染者没有明显临床表现，给防控带来了难度。在临床工作中，应树立标准预防理念，做好基础防护措施，包括佩戴医用外科口罩或医用防护口罩、手卫生、保持环境清洁和咳嗽礼仪等。

目前各年龄段均有发病者，人群普遍易感。但从目前收治的病例来看，老年人和有慢性基础疾病者预后较差，儿童病例症状相对为轻。

③ 新型冠状病毒肺炎的主要临床症状有哪些？

基于目前的流行病学调查，该疾病潜伏期1～14天，多为3～7天。

以发热、乏力、干咳为主要表现，少数病例伴有鼻塞、流涕、咽痛和腹泻等症状。无症状感染者感染之后无明显临床表现，仅在呼吸道等标本中检测到新型冠状病毒。轻型患者仅有低热、干咳及轻微乏力等症状，无肺炎表现。重症患者早期症状为发热、咳嗽及逐渐加重的乏力，发展到肺炎，甚至重症肺炎，严重者有呼吸加快、呼吸窘迫、呼吸衰竭、代谢性酸中毒、多脏器损害等情况。

也有报道以轻度纳差（即食量减少）、乏力、精神差、恶心呕吐、腹泻等为首发症状；以神经系统症状为首发表现，如头痛；以心血管系统症状为首发表现，如心慌、胸闷等；以眼科症状为首发表现，如结膜炎。

在临床中，应重点与流感、腺病毒感染、呼吸合胞病毒感染等已知病毒感染相鉴别，与肺炎支原体感染等鉴别。

④ 新型冠状病毒肺炎的影像学特点是什么？

新型冠状病毒肺炎的影像学表现和其他病毒性肺炎相类似。病变早期胸部X线检查多无异常发现。临床普通型患者可表现为两肺野外带胸膜下局限性小斑片状阴影；重症患者双肺多发渗出、实变，病灶融合，呈大片状，可伴有少量胸腔积液。

目前,新型冠状病毒肺炎影像学分期国内外尚无统一标准,多篇指南和建议指出可粗略分为早期、进展期、重症期、吸收期(消散期)。早期呈现多发小斑片影及间质改变,以肺外带明显;进而发展为双肺多发磨玻璃影、浸润影,严重者可出现肺实变,胸腔积液少见。

主要CT特征:① 单发或双肺多发,斑片状或节段性肺磨玻璃密度影为主,其内纹理可呈网格索条状增粗影(呈"铺路石"征)。② 沿支气管束或背侧、肺底胸膜下分布为主,空气支气管征合并或不合并小叶间隔增厚,部分实变,少数叶间胸膜增厚。③ 极少数合并少量胸腔积液、心包积液或淋巴结肿大。

儿童新冠肺炎主要CT表现有3点:① 肺部病变多数相对局限,少见"反蝶翼"征;② 肺部磨玻璃影相对较小、淡薄,合并"铺路石"征亦少;③ 肺部病变部分呈现类支气管肺炎改变。

⑤ **新型冠状病毒肺炎需要使用抗菌药物吗?**

《新型冠状病毒肺炎诊疗方案(试行第六版)》指出,对于抗菌药物避免盲目和不恰当使用,尤其是联合使用广谱抗菌药物。

尽管新型冠状病毒肺炎是病毒感染引起,但回顾已经发表在权威期刊的研究发现,仍存在一定比例的使用抗菌药物的病例。早期发表的一篇对41例患者的回顾性分析发现,41例患者100%使用了抗菌药物;之后发表的纳入99例患者的回顾性研究中,71%的患者给予了抗菌药物,其中25%是单药治疗，45%为联合治疗。这些抗菌药物治疗大部分为经验性治疗，一般覆盖常见病原体和一些非典型病原体，药物选择包括喹诺酮、碳青霉烯、替加环素、利奈唑胺等，疗程为3～17天；分离得到的可能病原体为院内感染常见的鲍曼不动杆菌、肺炎克雷伯菌等；同时也有一定比例的抗真菌药物使用情况。该研究指出细菌共感染的比例为1%，真菌共感染的比例为4%。在另一项纳入138例患者的研究中，使用莫西沙星的比例为64.4%，头孢曲松24.6%，阿奇霉素18.1%。发表在《新英格兰医学杂志》上的美国首例新型冠状病毒肺炎病例报道中，患者在入院第6天给予氧疗的同时启动了抗菌药物治疗，使用万古霉素和头孢吡肟经验性治疗。

综上可见，尽管目前很多病例不同程度给予了抗菌药物，但多数都是基于可能存在潜在合并感染风险的考虑。这种使用多是经验性的，缺乏临床证据。部分重症患者给予呼吸机支持、ECMO、CRRT等治疗，同时预防性使用抗菌药物。在新型冠状病毒肺炎发病早期的抗菌药物使用与社区获得性肺炎的选择基本类似，而后期由于院内感染风险的增加，往往针对常见多重耐药菌进行选择。但目前的研究资料仍然不充分，一些研究提示实际合并细菌感染的比例较低，因此仍然建议以审慎的态度来启动和选择抗菌药物治疗。

⑥ 哪些人是密切接触者？

密切接触者指从疑似病例和确诊病例症状出现前2天开

始,或无症状感染者标本采样前2天开始,未采取有效防护与其有近距离(1 m内)接触的人员。

(1)共同居住、学习、工作或有其他密切接触的人员,如近距离工作或共用同一教室或在同一所房屋中生活。

(2)诊疗、护理、探视病例的医护人员、家属或其他有类似近距离接触的人员,如到密闭环境中探视患者、同病室的其他患者及其陪护人员。

(3)乘坐同一交通工具并有近距离接触的人员,包括在交通工具上照料护理的人员、同行人员(家人、同事、朋友等)或经调查评估后发现有可能近距离接触病例和无症状感染者的其他乘客和乘务人员。

(4)现场调查人员调查后经评估认为其他符合密切接触者判定标准的人员。

对密切接触者的人员,应实施医学观察。医学观察期限为自最后一次与病例、无症状感染者发生无有效防护的接触后14天。确诊病例和无症状感染者的密切接触者在医学观察期间若检测阴性,仍需持续至观察期满。疑似病例在排除后,其密切接触者可解除医学观察。

⑦ 哪些人是可疑暴露者?

可疑暴露者是指暴露于新型冠状病毒检测阳性的野生动物、物品和环境,且暴露时未采取有效防护的加工、售卖、搬运、配送或管理等人员。

8 哪些人是新型冠状病毒肺炎的疑似病例？

结合流行病学史和临床表现综合分析，有流行病学史中的任何1条，且符合临床表现中任意2条；无明确流行病学史的，符合临床表现中的3条，为新型冠状病毒肺炎疑似病例。

流行病学史：① 发病前14天内有武汉市及周边地区，或其他有病例报告社区的旅行史或居住史；② 发病前14天内与新型冠状病毒感染者（核酸检测阳性者）有接触史；③ 发病前14天内曾接触过来自武汉市及周边地区或有病例报告社区的有发热或呼吸道症状的患者；④ 聚集性发病。

临床表现：① 发热和/或呼吸道症状；② 具有病毒性肺炎影像学特征；③ 发病早期白细胞总数正常或降低，或淋巴细胞计数减少。

9 哪些人是新型冠状病毒肺炎的确诊病例？

新型冠状病毒肺炎的疑似病例，具备以下病原学证据之一者为确诊病例：① 实时荧光RT-PCR检测新型冠状病毒核酸阳性；② 病毒基因测序，与已知的新型冠状病毒高度同源。

10 有哪些方法可以检测新型冠状病毒？

（1）标本选择：根据国家卫生健康委员会发布的《新型冠状病毒肺炎实验室检测技术指南（第三版）》要求，新型冠状病毒感染的病例应根据临床实际情况选择不同类型的标本。每个病例必须采集急性期呼吸道标本（包括上呼吸道标本或下呼吸道标本），重症病例优先采集下呼吸道标本；根据临床需要可留取粪便标本、全血标本、血清标本。

标本种类：① 上呼吸道标本：包括鼻拭子、咽拭子等，首选鼻拭子。② 下呼吸道标本：深咳痰液、肺泡灌洗液、支气管灌洗液、呼吸道吸取物等。③ 粪便标本：留取粪便标本约10克（花生大小），如果不便于留取标本，可采集肛拭子。④ 血液标本：尽量采集发病后7天内的急性期抗凝血，采集量5 ml，建议使用含有EDTA抗凝剂的真空采血管采集血液。⑤ 血清标本：尽量采集急性期、恢复期双份血清。第一份血清应尽早（最好在发病后7天内）采集，第二份血清应在发病后第3～4周采集。采集量5 ml，建议使用无抗凝剂的真空采血管。血清标本主要用于抗体的测定，不进行核酸检测。

（2）检测方法：新型冠状病毒感染的常规检测方法为实时荧光RT-PCR。任何新型冠状病毒的检测都必须在具备条件的实验室，由经过相关技术安全培训的人员进行操作。核酸检测方法主要针对新型冠状病毒基因组中开放读码框1ab（open reading frame 1ab，ORF1ab）和核壳蛋白（nucleocapsid protein，N）。不同国家和地区选择的检测序列略有差异。

实验室确认阳性病例需满足以下两个条件中的一个。① 同一份标本中新型冠状病毒2个靶标（ORF1ab、N）实时荧光RT-PCR检测结果均为阳性。如果出现单个靶标阳性的检测结果，则需要重新采样，重新检测；如果仍然为单靶标阳性，判定为阳性。② 两种标本实时荧光RT-PCR同时出现单靶标阳性，或同种类型标本两次采样检测中均出现单个靶标阳性的检测结果，可判定为阳性。核酸检测结果阴性不能排除新型冠状病毒感染，需要排除可能产生假阴性的因素，包括：样本质量差，比如口咽等部位的呼吸道样本；样本收集过晚；没有正确保存、运输和处理样本；技术本身因素，如病毒变异、PCR抑制等。

同时，《新型冠状病毒肺炎诊疗方案（试行第六版）》指出，还可以选择病毒基因测序，与已知新型冠状病毒序列比对。在该指南以及WHO发布的指南中都没有建议选择免疫学的方法作为诊断依据。

11 新型冠状病毒在不同环境下能存活多久？

目前，尚未见关于2019-nCoV抗力的研究报告，对其抗力的认识主要来自于对SARS-CoV和MERS-CoV的认识。学者对SARS-CoV和MERS-CoV的生物学特性及抗力进行了研究，以此帮助我们认识新型冠状病毒。张朝武等研究显示，SARS-CoV在模拟污染的纸片、木片、棉布片表面和土壤中可以存活约6小时；在模拟污染的不锈钢片、塑料片、玻璃片上可以存活至少2天；在污染的自来水中病毒的滴度48小时下降3个对数值以上，2天仍然保持较强的感染性；但干燥能缩短病毒在体外的存活时间。WHO多中心SARS诊断合作网络成员国也研究了SARS-CoV在不同分泌物中的稳定性和抵抗力。粪便和尿液中的病毒在常温下是稳定的，至少存活 1～2 天，腹泻患者粪便 pH 高于正常粪便，其病毒更加稳定，可存活 4 天。

SARS-CoV 怕热，56℃ 30 分钟、70℃ 15 分钟检测不出活病毒，因此，加热是灭活 SARS-CoV 简单有效的方法。冠状病毒喜冷，在常温下 2 天可减少病毒量的 90%，病毒培养物在 4℃ 和 -80℃ 时，经过 21 天后病毒仍可检出；在低温、低湿度环境下的稳定性较好，可存活较长时间，更适于在春季、亚热带地区和空调环境中传播；在较高的温度（如 38℃）和相对湿度 > 95% 时，病毒活力迅速丧失。SARS 病毒具有不耐干燥的特性，在干燥状态下，SARS-CoV 的存活时间不超过 24 小时。

研究表明，在 2020 年 1 月 1 日前发病的病例中，与华南海鲜批发市场有关者占大多数（55%）。由此推测，在冬天寒冷的环境下 2019-nCoV 具有很强的生存能力，像 SARS-CoV 一样具有不怕冷的特性。但在不同环境下存活时间的长短，是否与 SARS-CoV 相似，还需要进一步研究。

⑫ 哪些消毒方法可有效杀灭新型冠状病毒？

新型冠状病毒属于 β 属冠状病毒，对热和紫外线敏感，56℃ 3 分钟可灭活病毒，常见的消毒剂如乙醚、75% 乙醇、含氯消毒剂、含溴消毒剂、过氧乙酸和氯仿等脂溶剂均可有效灭活病毒。氯己定不能有效灭活新型冠状病毒。

⑬ 患者出院或解除隔离的标准是什么?

体温恢复正常3天以上、呼吸道症状明显好转、肺部影像学显示炎症明显吸收、连续两次呼吸道病原核酸检测阴性(采样时间间隔至少1天),可解除隔离出院或根据病情转至相应科室治疗其他疾病。

有个别临床病例虽然连续两次呼吸道病原核酸检测阴性,但肺部影像学仍有肺炎表现,这类情况不建议解除隔离。

⑭ 新型冠状病毒肺炎患者出院后如何进行管理?

患者达到出院标准出院后有没有复发风险、有没有传播风险、有没有后遗症等,都需要进一步的研究。此外,现在是流感及其他呼吸道疾病的高发季节,而恢复期机体免疫功能低下,有感染其他病原体的风险。因此,《新型冠状病毒肺炎诊疗方案(试行第六版)》增加了出院后的管理,希望医院和社区能够很好对接,实施患者出院后管理。具体要求如下。

(1)持续关注健康状态。定点医院要做好与患者居住地基层医疗机构间的联系,共享病历资料,及时将出院患者信息推送至患者辖区或居住地居委会和基层医疗卫生机构,给予连续健康监测。

(2)自我隔离。患者出院后,因恢复期机体免疫功能低下,有感染其他病原体的风险,建议继续进行14天自我健康状况监测,佩戴口罩,有条件的住在通风良好的单人房间,居室环境保持清洁,减少与家人的近距离密切接触,合理营养,分餐饮食,做好手卫生,避免外出活动。

（3）建议在出院后第2周、第4周到医院随访、复诊。

第二章

公众预防措施

⑮ 疑似罹患了新型冠状病毒肺炎，就医时有哪些注意事项？

出现发热、咳嗽、乏力等新型冠状病毒肺炎相关症状时应及时就医。

就医时全程佩戴医用外科口罩，做好咳嗽礼仪及手卫生，与他人保持1 m以上社交距离，避免乘坐公共交通工具及通过人群密集场所；向辖区疫情相关工作人员通过电话/微信等咨询定点医院分布情况及交通线路，根据建议就诊。

到达医疗机构后到预检分诊处咨询，并如实告知接诊医生患病情况、近期武汉及周边等疫区旅行史或居住史、确诊或疑似新型冠状病毒肺炎病例的接触史、动物接触史等。

⑯ 个人日常生活中如何预防新型冠状病毒肺炎？

（1）通风：居室每日开窗通风2次及以上，每次不少于30分钟。

（2）环境清洁：疫情流行期间，定期用清水和合格的消毒剂擦拭门把手、遥控器、开关、马桶盖、水龙头等手高频接触的部位，用湿巾或酒精擦拭手机、电脑键盘、钥匙等私人物品。但不应对着人或在有人的状态下喷洒化学消毒剂来消毒环境，消毒剂根据说明书建议使用。

（3）勤洗手：经常用洗手液和流动水洗手或使用含醇的手消毒液消毒双手。准备食物前，吃饭、饮水、吃药前，抱孩子、给孩子喂饭前,接触眼睛、鼻子前,咳嗽、打喷嚏后,上厕所后,触摸钱币后,外出回家后,均应洗手或手消毒。

(4)咳嗽礼仪和社交距离:咳嗽或打喷嚏时用纸巾或弯曲的手肘捂住口鼻,处理纸巾后立即洗手。社交中与人问候时不进行身体接触(如握手、拥抱等),尽量与他人保持 1 m 以上距离。家中有访客时,双方均佩戴口罩,尽量保持 1 m 以上的距离。

(5)戴口罩:乘坐电梯或乘坐公共交通工具时全程佩戴口罩;前往人员密集的场所如车站、机场、医疗机构、商场等场所时全程佩戴医用口罩。

(6)避免接触公共场所的共用物品和部位,如扶手、把手、开关、按键等;如果必须接触,接触后立即洗手,没有洗手条件又必须接触时用纸巾包裹手指或接触后用湿巾擦手,在没有任何可用纸巾时用手肘接触。

(7)避免聚餐、聚会、走亲访友活动;避免或减少在人员密集、空气流动性差的地方如电梯、影院、网吧、KTV、商场等处停留;避免无防护情况下前往售卖活体动物(禽类、海产品等)的市场;避免乘坐地铁、公交车等公共交通。

(8)健康监测,及时就医:关注家庭成员的健康状态,自觉发热时及时测量体温,有老年人及婴幼儿时要早晚测体温,家庭成员出现发热、咳嗽、咽痛、胸闷、呼吸困难、轻度纳差、乏力、精神稍差、恶心呕吐、腹泻、头痛、心慌、结膜炎、轻度四肢或腰背部肌肉酸痛等症状时,可通过网络问诊或电话问诊,根据医生建议就医;有基础疾病的人员根据医嘱按时用药,保持与社区医生的有效沟通。

（9）健康的心态：面对疫情信息，紧张、悲伤、困惑等时与自己信任的人多说话，利用电话、微信与朋友联系，利用以往自己应对逆境的有效方式面对疫情；当自己感到无法应对时及时联系心理医生；关注和陪伴家中老年人及儿童，多陪伴，帮助他们正确面对疫情。

（10）合理饮食，保证足量运动。

（11）应配合社区管理人员进行健康监测及如实回答或登记信息。家庭中如有疫区接触史等情况而接到居家隔离建议时，根据建议做好洗手、通风、防护和消毒措施。

⑰ 什么是呼吸卫生/咳嗽礼仪？咳嗽礼仪的核心措施包括哪些？

呼吸卫生/咳嗽礼仪主要针对具有呼吸道感染征象的所有人员，为预防呼吸道传染性疾病传播而采取的一组措施，包括患者佩戴医用外科口罩、在咳嗽或打喷嚏时用纸巾盖住口鼻、接触呼吸道分泌物后实施手卫生，并与其他人保持1 m以上距离。

对于经呼吸道传播的疾病，患者打喷嚏、咳嗽时产生的感染性飞沫是疾病传播的重要途径，患者佩戴外科口罩是简单、有效、经济的减少周围环境污染的方式。因此，当患者能耐受时应正确佩戴外科口罩；手卫生是标准预防的重要内容，既可以显著降低疾病传播风险，又可以减少对环境的污染。咳嗽、打喷嚏时产生的气溶胶在空气中扩散的距离和悬浮的时间由微生物的类型、微粒大小、沉降速度、相对湿度和气流大小而决定，载有细菌或病毒的微粒通常在空气中短暂停留，并在传染源1 m范围内沉降，因此，咳嗽礼仪中，要求与患者保持1 m以上的社交距离，以预防经呼吸道传播疾病的风险。

我们知道，流感、肺结核、风疹等呼吸道疾病常年均有散发病例，而在有些疾病早期，如本次流行的新型冠状病毒肺炎，部分感染者没有明显的临床表现和不适，但却具有传染性。为了更好地预防呼吸道传染性疾病传播，我们推荐该措施不仅针对有呼吸道感染征象的人员，而且应推广至所有人员，包括健康人群。

⑱ 带呼吸阀的口罩可以佩戴吗？

带呼吸阀的口罩是否可以佩戴，应根据不同情况具体分析。

带呼吸阀（一般为呼气阀）的口罩内带有活瓣，吸气时，活瓣关闭；呼气时，活瓣开启。佩戴者呼出的气体不经过滤，直接排入周围环境。因此，带呼吸阀的口罩，仅仅只是单向防护，只保护戴口罩的人，而不保护戴口罩者周围的人群，主要应用于工业防尘和防雾霾（PM2.5）。而GB 19083—2010《医用防护口罩技术要求》明确提出，医用防护口罩不应有呼吸阀。因此，我们必须明确，带呼气阀的口罩不是医用防护口罩。如果具有传染性的患者佩戴了带呼吸阀的口罩，周围人群仍然处于风险之中。因此,医务人员不该佩戴此类口罩,因呼吸道疾病就诊的患者更不应该佩戴此类口罩。

但有人提出,带有呼吸阀的口罩可以保护佩戴者,那健康人群是不是可以放心大胆地佩戴呢? 不得不说,无症状感染者也是新型冠状病毒肺炎的传染源,一些轻症患者早期也无明显不适,这时候他们并不知道自己是否健康或者已经成为了传染源,如果佩戴带有呼吸阀的口罩,对周围的人没有任何保护作用。

总结一下:疑似感染患者不应该佩戴带呼吸阀的口罩;普通健康人在无其他口罩可选时方可选择带呼吸阀的口罩(可封闭呼气阀或外加一次性外科口罩),但这并不是最佳选择,因为在疫情期间,佩戴者只保护了自己,而没有保护周围人,不利于疫情的控制。

19 哪些情况下应佩戴口罩? 哪些情况下可不佩戴口罩?

戴口罩是预防新型冠状病毒肺炎等呼吸道传播疾病的重要手段之一,在各种呼吸道疾病流行期间,公众在一般情况下应佩戴口罩,健康人在以下情况可不佩戴口罩:① 在家独处时;② 在自己的私家车上且无搭乘人员时;③ 在户外空旷、人员稀少、通风良好的场所时;④ 在单人办公室办公时。

对于医务人员来说,在诊疗场所应根据暴露风险不同,选择性佩戴医用外科口罩、医用防护口罩。

20 儿童选择和佩戴口罩有哪些注意事项？

确需外出至公共场所的儿童，必须佩戴适合儿童的专用口罩。建议儿童选用符合国家标准GB2626—2006 KN95并标注儿童或青少年颗粒物防护口罩的产品。儿童的脸比成人的脸小，成人口罩与儿童脸部无法充分密合，导致边缘泄漏，因此不建议儿童佩戴具有密合性要求的成人口罩。而儿童专用口罩大小规格与成人口罩不同，可以起到紧贴面部、保护儿童口鼻的作用。

儿童在佩戴前，需在家长帮助下，认真阅读并正确理解使用说明，以掌握正确使用呼吸防护用品的方法。家长要关注儿童佩戴口罩的依从性，可以通过讲故事、讲道理的方法告诉孩子为什么现阶段要戴口罩，并应随时关注儿童佩戴情况。如果儿童在佩戴口罩过程中感觉不适，或出现呼吸困难，应及时调整或停止使用。

小于1岁的婴儿因无自理能力，戴口罩易引起窒息，不适合佩戴。若孩子必须出门，建议尽量与无防护的人保持1 m以上的距离。

21 口罩可以重复使用吗？使用后的口罩如何处理？

口罩是预防呼吸道传染病的重要防线，可以降低新型冠状病毒感染风险。使用后的口罩如何正确处理才能不污染环境？物资紧缺时期，一次性的医用口罩可以重复使用吗？

使用后口罩处理应遵循以下原则。① 一般健康人群佩戴的口罩，佩戴时间没有特别要求，在口罩变形、潮湿或污染而导致防护性能降低时更换。健康人群使用后的口罩，按照生活垃圾处理即可，但不应随意丢弃。② 疑似病例或确诊患者应佩戴医用外科口罩，使用后不可随意丢弃，严格按照医疗废物处置。③ 医务人员在工作期间佩戴的口罩应为医用外科口罩或医用防护口罩，一般4小时更换，或遇污染、潮湿时更换。使用后按照医疗废物处置。

参与临床诊疗活动和生物学实验室工作的人员，不建议重复使用任何级别的防护口罩，必须在使用后及时脱下丢弃，按感染性医疗废弃物处理。对于普通健康大众，在口罩资源紧张时，可重复使用，但需规范保存，可将口罩悬挂在洁净、干燥通风处，或将其放置在清洁、透气的纸袋中单独存放，避免彼此接触，并标明使用人员。需要注意的是，医用口罩不能清洗，也不建议使用消毒剂进行消毒。

在新型冠状病毒肺炎流行期间，由于口罩等物资紧缺，因此建议公众不要过度防护，一般选择医用口罩或医用外科口罩即可，在保障健康安全的前提下，可适当延长口罩使用时间及次数，节约资源，把紧缺的医用防护口罩留给医生、护士、公卫流调人员等高风险暴露人群。

闻玉梅院士带领的团队在《微生物与感染》杂志在线发表的科研论文《安全、快捷再生一次性医学口罩的实验研究》证实：使用后的一次性医学口罩，烘箱56℃及热电吹风吹30分钟（将口罩用家用保鲜袋包裹）后，对口罩的滤过截留功能无显著影响；经热吹风30分钟后,病毒几乎完全被灭活,与没有病毒的对照标本相当。此外,研究团队还测定过电吹风"高档",一分半即可达到65℃。因此在疫病流行期间,当口罩资源极度紧缺时,普通民众可以尝试这一简便技术。但任何时候和任何情况下,均不适合于医疗机构及医务人员。

㉒ 毛绒衣服更容易吸附病毒吗？

病毒在任何材质的衣物上停留时间都有限,因此,不必过多担忧因带毛领或衣服为毛绒材质而更容易吸附病毒,外出时选择什么材质的衣服以舒适为准。回家后可换居家服,将外出服悬挂于通风处即可,也不必用消毒剂喷洒衣物。

㉓ 我在外地上班,周末可以回家吗？

若本人没有接触疑似、确诊新型冠状病毒肺炎患者；相互接触的同事之间没有人出现发热、咳嗽或其他呼吸道症状；自测体温正常,无干咳、咳嗽、乏力等症状；在公共场所常规佩带口罩,随时进行手卫生,那么感染新型冠状病毒肺炎的可能性就较小,在这种情况下可以回家。途中最好乘坐私家车且全程开窗通风,避免乘坐公共交通工具,如必须乘坐,可优先选择出租车等人员密度较低的交通工具,并全程开窗通风；乘坐公共交通工具,应全程佩戴口罩并做好手卫生。

24 乘坐公共交通工具时如何预防新型冠状病毒肺炎?

尽量避免乘坐地铁、公交车等公共交通工具。乘坐公共交通工具后,妥善保留交通票据资料,以便查询信息。

应规范并全程佩戴口罩,最好为医用外科口罩或KN90/N95以上颗粒物防护口罩,旅行结束时及时弃用,短途旅程避免饮食。

长途旅程中应加强手卫生,旅程结束后洗手。可选用合格的含醇速干手消毒剂;有肉眼可见污染物时应使用洗手液在流动水下洗手,再用手消毒液消毒。有条件的可选择佩戴手套,一次性使用手套不可重复使用,戴手套的手不能触摸自己的口、鼻、眼,脱手套后洗手。

有条件时,人与人之间尽量保持1 m以上距离,无有效防护的情况避免靠近无防护的人员以及有发热、咳嗽等症状的人员。

听从公共交通工作人员的安排,配合进行健康监测,做好个人防护。当有疑似或确诊病例出现时,听从工作人员的指令,及时自我隔离,听从安排进行排查检测,不可私自离开。

25 私家车如何消毒?

建议车辆行进途中尽量开窗通风;如途中未开窗,车停好后,关闭电源,打开门窗通风15 ~ 20分钟,并对车内物表进行消毒。

用消毒湿巾或沾有75%酒精的抹布对车内门把手、车拉手、座椅、方向盘、车挡、仪器表盘等等耐腐蚀的表面进行全面擦拭消毒,必要时30分钟后再用清水擦拭一遍,以清除残留的消毒剂。使用酒精消毒时车内不可吸烟及有其他明火存在。消毒后继续通风15～20分钟,散去消毒剂异味后关闭车门窗。拆卸的织物可采用500 mg/L含氯消毒剂或其他有效消毒剂浸泡消毒。

消毒完成后,尽量把车停放在空气质量较好的地方开窗通风,可以在车内放置一些活性炭,来吸附车内空气中的有害物质;条件允许时,还可找专业机构进行消毒除菌。

26 复工在即,公交车如何消毒?

公共交通工具乘坐的人员多,流动性大,高频接触面容易被污染,且空间相对密闭,是容易发生新型冠状病毒交叉感染的场所。

车辆运行中应开窗通风,并叮嘱乘客佩戴口罩。

扶手、拉手、门把手等是手高频接触面,建议根据出车频次及乘客多少确定消毒频次,建议2～4小时一次或每次到达终点站后均进行消毒,消毒可用500～1 000 mg/L含氯消毒剂等擦拭。

每天运营结束后对车厢内所有物体表面进行一次无死角的消毒,用500～1 000 mg/L含氯消毒剂或0.2%～0.4%过氧乙酸等,喷洒所有坐椅、扶手、拉手、玻璃窗、驾驶室、仪器表、方向盘及车内壁、垃圾桶、地板等，喷洒结束后关闭门窗30分钟，再用清水擦拭所有表面，以清除消毒剂残留。不耐腐蚀的设备也可用75%酒精等擦拭消毒2遍。消毒结束后再次开窗通风30分钟以上。

㉗ 乘坐电梯时有哪些注意事项？

尽量不乘坐或少乘坐电梯；如有多部电梯，应合理分流人员；如电梯间太拥挤，可等候下一辆电梯；等电梯时，发现同行者有咳嗽或发热，尽量避开一起乘坐。

进入电梯间前，应规范并全程佩戴口罩；遵守咳嗽礼仪，即咳嗽或打喷嚏时用纸巾或衣袖内侧上部遮掩口鼻；纸巾扔到垃圾桶内；咳嗽或打喷嚏后及时用手消毒剂消毒双手，如无手消毒剂，可使用湿巾纸擦拭双手，如无湿巾纸，则避免用手去触摸自己的口鼻眼及公共物品，直至洗手之后；避免在电梯间大声说话或谈笑；如多人乘坐电梯，彼此之间应尽量保持1 m以上距离；避免用手直接触摸电梯内的物体表面，包括按钮；触摸按钮时，可用肘部或手背部触摸，或垫纸巾触摸。建议电梯内放置快速手消毒液。

乘坐电梯后怀疑手被污染，应及时洗手；负责电梯运营的单位应加强对电梯的清洁消毒，增加清洁消毒频次，特别是开关及楼层按键；消毒可选择500 ～ 1 000 mg/L含氯消毒剂擦拭消毒；夜间或非人流高峰期，可打开电梯门进行彻底通风。

28 单位餐厅如何防范新型冠状病毒肺炎?

(1)监测职工健康:餐厅应每天对从业人员进行晨检,必要时每餐前检查,做好记录和建档工作;发现有发热(37.3℃以上)、咳嗽等呼吸道症状的在岗员工,应立即停止其工作并督促其及时就诊,在医院确诊为非新型冠状病毒感染前不得上岗。

搜集员工暴露史,有密切接触确诊或疑似病例的员工暂停工作,并协助将其送至所住(在)社区工作站做好信息登记,接受社区工作站管理,早晚测量体温,14天内自我隔离观察无恙后方可上岗。

送餐人员每日早晚测量体温,送餐期间应全程佩戴口罩,尽量减少与就餐者近距离接触。

(2)每天对就餐场所、保洁设施、人员通道、电梯间和洗手间等进行消毒,洗手间应配备洗手水龙头及洗手液、消毒液等;保持加工场所和就餐场所每天开窗通风,定期对空气过滤装置进行清洁消毒,关闭中央空调通风系统的回风。

(3)入口处设立体温测量处,对就餐人员进行体温测量;对有发热、干咳等症状者及时劝离,并告知其佩戴口罩,到就近医疗机构发热门诊就诊;在从事餐饮服务过程中要全程佩戴口罩,避免扎堆聊天,减少人员聚集。

(4)应控制就餐人数,保持人员就餐间距,原则上就餐人员间距宜1 m以上,避免面对面就座,避免无口罩期间的交谈,避免各类群体性聚餐活动。

（5）推荐使用网络外卖、外送、自取、远程预点餐，分时段就餐，通过多种方式引导就餐人员选择安全放心的就餐方式。

（6）每日对送餐容器进行消毒。送餐人员在取餐、送餐时，应采取不接触的方式，如外卖可以送到楼门口、房门口由就餐人员自取，减少人员接触。

（7）保障食材、餐具、就餐环境安全。严禁选购野生动物或野生动物制品；应避免采购、饲养和现场宰杀活禽畜动物；根据《餐饮服务食品安全操作规范》（国家市场监督管理总局公告2018年第12号）等规范要求加工食物和处置餐具。

29 复工在即，复工单位如何防范新型冠状病毒肺炎？

各单位陆陆续续在开工，但在疫情尚未平息的特殊时期，人员密集的办公场所、车间、会议场所很容易成为病毒肆虐的重灾区，那么注意事项有哪些？

（1）复工途中

1）复工前，对员工的健康状况进行了解，如属于密切接触者或出现发热、干咳等呼吸道症状，建议居家隔离，暂停复工。

2）复工途中，最好乘坐私家车，如乘坐公共交通工具，必须全程佩戴口罩，并注意个人卫生。

3）乘坐公共交通最好备消毒湿巾、手消毒剂等，途中触摸门把手、扶手后，应及时消毒双手或在流动水下用洗手液洗手。

4）乘坐有窗私家车、公共交通时应适当通风，因为通风可以减少密闭环境中的病毒量。

5）遵守咳嗽礼仪；人与人之间保持1 m以上的安全距离。

6）携带一支笔，避免使用公共用笔签字。

7）注意每天检测体温并观察有无其他不适，有异常时及时上报相关人员。

8）从疫区返回的人员，应自我隔离观察14天。

（2）车间、办公场所、餐厅等

1）在公共场所戴口罩。

2）如厕前后，接触眼睛、口鼻前后，用流动水加皂液洗手或使用手消毒剂消毒双手。

3）人与人之间保持1 m以上安全距离；

4）室内通风，每天2次以上，每次30分钟；做好公共场所，包括电梯间的物表、地面的清洁消毒。

5）增加电脑键盘等手频繁接触的物品的清洁消毒频次。

6）错时用餐。

7）减少聚众开会，可通过网络或其他方式开会。

8）禁止聚众聊天。

9）通风不良的办公室、车间等场所可以安装通风或空气净化设备。

（3）每天2次检测体温，建立健康档案，及时发现感染隐患，如有异常及时报告。

（4）平衡膳食，均衡营养，在室内适当运动，保证充分的睡眠时间，增强抵抗力。

30 公共场所可以开空调吗?

新型冠状病毒肺炎流行期间办公和公共场所空调通风系统需要安全合理使用。

(1)人员密集的场所尽可能不开空调,通过开门或开窗的方式进行通风换气,同时工作人员应当佩戴口罩。

(2)人员流动较大的医疗机构、写字楼等场所,不论空调系统运行与否,均应当保证室内全面通风换气;每天下班后,新风与排风系统应当继续运行1小时,进行全面通风换气,以保证室内空气清新。

(3)如必须开空调时,空调通风系统应为风机盘管加新风系统,新风直接取自室外空气,不得从机房、楼道和天棚吊顶内取风,防止污染空气进入室内;保证排风系统正常运行。要关闭空调的加湿功能,以防病原微生物繁殖。

(4)对于大而深的房间,保证内部区域通风,可采取机械通风等措施。

(5)有新型冠状病毒肺炎疑似或确诊病例,关闭中央空调,停止使用。

(6)对本单位的集中空调通风系统的类型、供风范围等情况不清楚时,应暂停使用空调。

31 对公共场所采取化学消毒剂喷雾消毒有必要吗?

消毒剂使用需注意病原体抵抗力、传播方式、消毒因子、消毒对象、消毒环境、消毒时间、实施过程等因素，并且遵循有效、安全、合法、可靠、有效期长、使用成本低等原则。

美国疾病预防控制中心（CDC）和美国医院感染控制实践顾问委员会（HICPAC）在2003年《医疗机构环境感染控制指南》和2008年《医疗机构消毒技术规范》中申明，不主张对环境常规进行化学消毒剂喷雾消毒。像广场、公路等开放公共场所，大气本身就有很强的稀释能力；而且在有人环境下，用化学消毒剂的喷雾或喷洒消毒，会对环境中人员造成伤害，因此没有必要进行常规的喷洒消毒。但疑似患者污染了就诊大厅、电梯间等较封闭场所，为防止飞沫及气溶胶传播，可以在无人情况下使用喷雾或喷洒消毒。

在本次新型冠状病毒肺炎流行期间，很多地区出现了过度消毒现象。因此，国家卫生健康委员会提出：不宜对室外环境开展大规模的消毒；不宜对外环境进行空气消毒；不宜直接使用消毒剂（粉）对人员进行消毒；不宜对水塘、水库、人工湖等环境中投加消毒剂（粉）进行消毒；不得在有人条件下对空气（空间）使用化学消毒剂消毒；不宜用戊二醛对环境进行擦拭和喷雾消毒；不宜使用高浓度的含氯消毒剂（有效氯浓度大于1 000 mg/L）做预防性消毒。

32 新型冠状病毒肺炎疫情期间，如何合理安排免疫接种？

新型冠状病毒肺炎疫情期间，公众应避免到医疗机构和其他公共场所，但对于需要进行免疫接种的儿童来说，应该合理安排。中国疾病控制预防中心于2020年2月3日发布了《新型冠状病毒感染的肺炎流行期间预防接种临时指南》，以指导在新型冠状病毒肺炎流行期间进行预防接种。具体指导意见如下。

（1）新生儿首针乙肝疫苗和卡介苗，应按照国家免疫规划程序在助产机构及时接种。乙肝表面抗原阳性母亲所生新生儿的第2剂和第3剂乙肝疫苗，建议与接种单位预约后及时接种。

（2）用于暴露后免疫的疫苗，如狂犬病疫苗和破伤风疫苗，应按疫苗接种程序及时进行接种，赴接种门诊或就医时，应就近选择开设有犬伤门诊、门诊量较少的医疗机构。

（3）若所在社区未发生社区传播疫情，可根据所在地卫生行政部门或疾控机构的具体要求及接种单位的时间安排选择接种。

（4）若所在社区发生社区传播疫情，可暂停除上述四种疫苗以外的其他疫苗接种，并需注意在疫情结束后为儿童尽早补种。

（5）若需前往接种单位实施疫苗接种，尽可能事先通过网络或电话了解拟接种门诊的情况，做好预约、核实和准备，也便于接种门诊疏散等待接种、接种后留观的儿童和家长，以尽可能减少人群在接种门诊聚集的时间。

（6）前往接种门诊之前，建议先自行测量体温，评估受种儿童和陪同家长的健康状况。若受种儿童有发热等不适症状,应暂不前往接种;若家长有发热等不适症状,可由健康的家长陪同前往接种。

(7)接种结束返家后,应密切关注受种儿童的身体状况。若有发热,要为其测量体温,如有接种疫苗后出现的发热、局部红肿等,一般能自行缓解,无需特殊处理;如有其他不能缓解的不适,建议及时到医院就诊。

(8)前往接种门诊时,应采取全程戴好口罩、保持手卫生、避免乘坐公共交通、与他人保持至少1 m距离等防护措施。

第三章

医疗机构
防控措施

33 医疗机构预防新型冠状病毒肺炎的核心措施有哪些?

（1）在严格落实标准预防的基础上，强化接触预防措施、飞沫预防措施的落实。

（2）加强预检分诊和发热门诊管理，做好疑似新型冠状病毒肺炎患者的筛查和早期识别，控制传染源。

（3）根据岗位风险暴露情况选择佩戴合适的口罩。所有诊疗区域的工作人员应至少佩戴医用外科口罩，发热门诊、隔离病房等相关科室根据风险暴露情况选择佩戴医用外科口罩或医用防护口罩，并规范穿戴其他防护用品。

（4）手卫生：配备完善的手卫生设施，包括手消毒剂、干手纸等。怀疑手部被污染时应进行手卫生。

（5）保持所有区域良好的通风，必要时进行空气消毒。

（6）增加环境清洁消毒频次，特别是手高频接触部位，必要时对临床诊疗区域开展预防性消毒。

（7）隔离病区按照相关规定进行规范管理。

（8）做好就诊患者的管理，避免患者拥挤。病区加强患者和陪护人员管理，减少不必要的陪护人员，如需陪护应固定陪护人员。限制探视。

（9）开展全员培训，依据岗位职责确定针对不同人员的培训内容并考核。

（10）发现疑似或确诊感染新型冠状病毒的患者时，按照相关规定进行隔离治疗或转院治疗，并及时上报相关信息。

（11）加强对职工健康情况的监测，不鼓励带病工作。

34 发热门诊的防控要点有哪些？

（1）发热门诊建筑布局和工作流程应当符合《医院隔离技术规范》WS/T311—2009等有关要求。

（2）发热门诊应当规范设置隔离留观病区（房）；隔离留观病区（房）的数量，应当依据疫情防控需要和发热门诊诊疗量确定，并根据情况变化进行调整；隔离留观病区（房）应当满足有效防止疾病传播的隔离要求。

（3）留观室或抢救室加强通风；如使用机械通风，应当控制气流方向由清洁侧流向污染侧；污染区、缓冲区、潜在污染区、清洁区等不同区域之间的门不应同时打开。

（4）配备符合要求、数量充足的医务人员防护用品，发热门诊出入口应当设有速干手消毒剂等手卫生设施；为患者及陪同人员提供口罩并指导其正确佩戴。

（5）医务人员开展诊疗工作应当执行标准预防。要正确佩戴医用外科口罩或医用防护口罩，戴口罩前和摘口罩后应当进行洗手或手消毒。进出发热门诊和留观病房，严格按照《国家卫生健康委员会办公厅关于印发医疗机构内新型冠状病毒感染预防与控制技术指南（第一版）的通知》（国卫办医函〔2020〕65号）要求，正确穿脱防护用品。

（6）医务人员应当掌握新型冠状病毒感染的流行病学特点与临床特征，按照诊疗规范进行患者筛查，对疑似或确诊患者立即采取隔离措施并及时报告。

（7）加强环境清洁消毒工作，患者转出后进行终末处理。

35 发热门诊的布局流程有哪些要求？

（1）发热门诊建筑布局和工作流程应当符合《医院隔离技术规范》WS/311—2009等有关要求。

（2）根据《医院隔离技术规范》WS/T311—2009，经呼吸道传播疾病患者隔离区域应设在医院相对独立的区域，分为清洁区、潜在污染区和污染区，设立两通道（即医务人员通道和患者通道）和三区之间的缓冲间。缓冲间两侧的门不应同时开启，以减少区域之间的空气流通。

（3）发热门诊应远离其他门诊、急诊出入口（>20 m），独立设区，出入口与普通门急诊分开，要设立醒目的标识。

（4）有备用诊室，设隔离卫生间。

（5）挂号、就诊、检查、检验、取药等应全部在该区域完成。

（6）发热门诊应设置隔离留观室。隔离留观室应标识明显，与其他诊室保持一定距离；分别设立医务人员和患者专用通道；留观患者单间隔离，房间内设卫生间；患者病情允许时，应当佩戴外科口罩，并限制在留观室内活动。

（7）进出发热门诊和留观室，严格按照《国家卫生健康委员会办公厅关于印发医疗机构内新型冠状病毒感染预防与控制技术指南（第一版）的通知》（国卫办医函〔2020〕65号）要求，制作流程图，正确穿脱防护用品。

36 预检分诊的防控要点有哪些?

（1）规范设置预检分诊处：医疗机构应当设立预检分诊点，不得用导医台（处）代替。预检分诊点一般设立在门诊醒目位置，标识清楚，相对独立，通风良好，流程合理，备有充足的防护用品、手消毒剂及合格的消毒产品。预检分诊点实行24小时值班制，如晚间预检分诊设在急诊处，应有醒目标识。

（2）完善预检分检流程。对预检分诊检出的发热患者，立即配发外科口罩并指导其正确佩戴。进一步详细追问流行病学史，简单问诊和体格检查，判断其罹患传染病的可能性。对可能罹患传染病的，应当立即转移到发热门诊就诊；对虽无发热症状，但呼吸道感染症状明显、罹患传染病可能性大的，也要进一步详细追问流行病学史，并转移到发热门诊就诊。

（3）做好患者到发热门诊的转移。应当由专人陪同引导至发热门诊，并按照指定路线前往发热门诊。指定路线的划定，应当符合室外距离最短、接触人员最少的原则。

（4）医务人员做好个人防护，即穿工作服、戴工作帽、穿隔离衣、戴医用外科口罩或医用防护口罩，执行手卫生，必要时戴乳胶手套。

（5）指导发热和急性呼吸道症状患者遵守咳嗽礼仪。

（6）做好环境及诊疗器械的清洁消毒工作。

37 收治疑似或确诊患者的隔离观察室、隔离病房防控要点有哪些?

（1）建筑布局和工作流程应当符合《医院隔离技术规范》WS/T311—2009等有关要求。

（2）对疑似或确诊患者应当及时采取隔离措施，疑似患者和确诊患者应当分开安置；疑似患者进行单间隔离，经病原学确诊的患者可同室安置。

（3）在实施标准预防的基础上，采取接触预防、飞沫预防等措施。

（4）疑似或确诊患者在病情容许时应佩戴医用外科口罩，遵守咳嗽礼仪，并限制其活动范围。

（5）医务人员应加强个人防护，根据可能暴露的风险实施分级防护策略并规范穿脱防护用品。

（6）严格执行环境清洁消毒措施，包括空气消毒、物体表面、墙面地面消毒等。

（7）应当尽量选择一次性使用的诊疗用品。听诊器、温度计、血压计等医疗器具和护理物品实行专人专用。重复使用的医疗用品使用后密闭盛装，标明"新型冠状病毒"或"新冠"字样，密闭运送至消毒供应中心或其他指定区域进行规范的消毒或灭菌处理。

（8）各类检查项目应尽可能在床边进行，如必须外出检查，患者病情容许时应戴医用外科口罩，避免乘坐电梯，如必须乘坐电梯，应提前进行人员疏散，并在乘坐后对电梯进行消毒。检查完成后对检查室进行终末消毒；如使用运送车辆，车辆在使用结束后进行消毒。

（9）患者解除隔离或死亡后应进行终末消毒。

（10）规范处置医疗垃圾。

（11）合理调配工作人员，避免过度劳累，每日对医务人员的体温和症状进行监测，如有发热或出现呼吸道症状则立即报告医院相关部门。

38 首诊隔离点防控要点有哪些?

首诊隔离点是地方政府指定的，在医疗机构以外用于收治新型冠状病毒肺炎疑似病例轻症患者的，具备一定条件的宾馆、酒店、招待所等场所。首诊隔离点感染防控要点如下。

（1）首诊隔离点参照隔离留观病区（房）布局流程设计，分别设立医务人员和患者专用通道；首诊隔离点电梯应当具有容纳急救转运担架的条件。

（2）进入隔离留观室按二级防护着装。严格按照医务人员穿脱防护用品的流程要求，制作流程图，配置穿衣镜，按流程正确穿脱防护用品。二级防护为进入疑似或确诊新型冠状病毒肺炎患者安置地或为确诊/疑似患者提供一般诊疗操作时着装，佩戴医用防护口罩、手卫生、乳胶手套、工作服、隔离衣或防护服、工作帽、鞋套，根据暴露风险穿戴防护面屏或护目镜。

（3）隔离观察期间，隔离观察对象原则上应单人单间居住。房间应当具有良好的独立通风条件和独立卫生间。

（4）隔离对象应当佩戴外科口罩，原则上不得离开留观室活动。非隔离对象不得擅自进入首诊隔离点。

（5）不得开展气管插管、无创通气、气管切开等高风险操作。

（6）应当设立独立的可封闭管理的医疗废物暂存处。

39 新型冠状病毒疫情下，影像科如何防范新型冠状病毒肺炎？

（1）新型冠状病毒肺炎高发区或定点收治医院，影像科必须严格分区进行检查。根据《医院隔离技术规范》WS/T311—2009要求，结合影像科实际布局设立污染区、半污染区、缓冲区、清洁区，医患通道分开。发热检查专区配置数字化X线摄影（DR）、X线计算机断层摄影（CT），供发热患者检查专用，有相对固定的技师操作，技师做好个人防护。

（2）新型冠状病毒肺炎非高发区或非定点收治医院，推荐分区进行放射检查。

（3）对于无条件明确分区的医疗机构，接诊确诊患者或疑似患者后，对检查区域进行彻底消毒，而且对受检查患者进行追踪。

（4）遵循分类检查、处置原则。分类检查、处置要点详见流程图（见下页）。

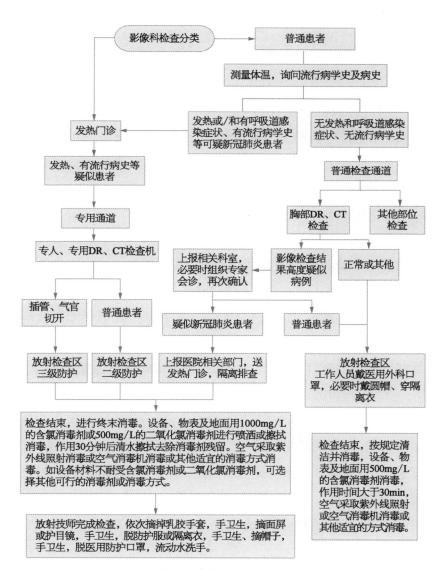

影像科分类检查、处置流程图

40 新型冠状病毒疫情下，口腔科如何防范新型冠状病毒肺炎？

因口腔科部分操作有引发气溶胶喷溅的风险，建议在疫情流行期间，尽量避免临床操作，特别是尽量避免使用高速涡轮手机，原则上除颌面外科急诊及急性牙髓炎等疾病外，对其他患者可暂缓接诊。如需接诊，按下面要点进行防范。

（1）就诊前

1）分诊台：采取电话预约或网络预约挂号，错峰安排就诊时段，分诊台设立警戒线，让患者在大于1 m处依次排队等候，切勿让大量人群在分诊台处拥挤，保持候诊处空气流通。

2）预检分诊：询问流行病学史，如判断为疑似新型冠状病毒肺炎患者，发放并指导其正确佩戴外科口罩；病情允许时可引导转诊或至发热门诊就诊，急诊可引导至口腔科进行就诊。

3）环境物品准备：科室预留一间独立、通风良好的诊室，设置缓冲间，配备齐全的个人防护用品，由业务熟练的医务人员接诊急需口腔科诊治的发热患者。接诊患者前，更换工作服，进行手卫生，清洁区穿戴防护用品（穿工作衣裤、隔离衣或防护服，戴医用防护口罩、一次性帽子、乳胶手套、护目镜或防护面罩，必要时佩戴呼吸头罩），操作台面贴上一次性保护贴膜。

（2）就诊中

1）口腔诊疗操作前，给患者用1%双氧水或漱口水含漱3分钟。引导摄片，触摸区物表用一次性薄膜覆盖。

2）口腔诊疗操作时建议使用橡皮障，并配合强吸和弱吸，必须进行四手操作。操作中，始终保持空气流通，如无条件开窗通风，可使用动态空气消毒机持续进行空气消毒。

（3）就诊后

1）诊疗结束后手卫生，按工作流程脱防护用品。

2）适当限制患者及陪同人员的活动区域，需进一步诊疗的患者应佩戴外科口罩并转发热门诊。

3）对环境物体表面进行消毒。

4）规范处理医疗废物。

41 普通门诊如何防范新型冠状病毒肺炎？

（1）严格执行预检分诊制度：设总预检分诊处，引导发热患者、疑似新冠肺炎患者到发热门诊诊治，并做好消毒隔离。普通门诊与发热门诊分开设置，可结合医院就诊人群特点另外设置儿科发热门诊、产科发热门诊等。路牌及标识清楚醒目。

（2）配备足够的消毒和防护用品，包括手消毒剂、医用外科口罩等。

（3）配备完善的洗手设施，严格执行手卫生。

（4）穿戴合适的防护用品：普通诊室的坐诊医生戴医用外科口罩、工作帽、工作服，必要时戴乳胶手套；呼吸科、感染科等高危科室的坐诊医生戴医用外科口罩、工作帽、工作服，必要时穿隔离衣、戴乳胶手套。

（5）采取一人一诊室，及时疏导候诊患者，避免人群聚集。

（6）落实首诊负责制，接诊时再次询问患者近期有无发热和／或呼吸道感染症状、流行病学史。

（7）加强环境物体表面的清洁消毒，增加高频接触表面的清洁消毒频次。保持诊室良好通风，如允许，可持续通风。

（8）接诊患者时，尽量让医生处于上风口。

42 普通病区如何防范新型冠状病毒肺炎？

新型冠状病毒肺炎疫情期间，为防止发生院内交叉感染，普通病区应适当控制住院人数，尽量保证单间收治患者。严格探视制度，原则上不设陪护，特殊情况需要探视的，监测探视者体温，询问其流行病学史，有发热或有流行病学史者不建议进病区探视。探视者必须严格按照规定做好个人防护。患者需佩戴一次性医用口罩或医用外科口罩，活动范围应限制在病房内，尽量减少外出，禁止串门。病区医务人员在保证正常诊疗护理的情况下，尽量减少上班人数。医务人员应佩戴医用外科口罩，特殊操作时应根据实际情况选择合适的防护用品。

此外，病区还应根据《医疗机构内新型冠状病毒感染预防与控制技术指南（第一版）》（国卫办医函〔2020〕65号）等相关规范要求，满足以下几个条件。①应当设置应急隔离病室，用于疑似或确诊患者的隔离与救治，建立相关工作制度及流程，备有充足的应对急性呼吸道传染病的消毒和防护用品。②病区内发现疑似或确诊患者，启动相关应急预案和工作流程，按规范要求实施及时有效隔离、救治和转诊。③疑似或确诊患者宜专人诊疗与护理，限制无关医务人员的出入，原则上不探视；有条件的可以安置在负压病房,结合本院相关规定选择是否转运至新型冠状病毒肺炎隔离病区。④ 不具备救治条件的非定点医院,应当及时转到有隔离和救治能力的定点医院。等候转诊期间对患者采取有效的隔离和救治措施。⑤ 患者转出后按《医疗机构消毒技术规范》WS/T367—2012对其接触环境进行终末处理。

43 新型冠状病毒肺炎疫情防控期间,孕产检时有哪些注意事项?

孕妇是新型冠状病毒肺炎易感人群,助产机构要结合实际,尽可能为产科门诊及病房设置独立进出通道。通过远程方式加强对孕产妇的管理。根据孕产妇具体情况,必要时可适当调整产检时间。对高危孕产妇,指导其按时检查,出现异常情况及时就医,避免延误病情。对临近预产期且建档机构为新型冠状病毒肺炎救治定点医院的孕产妇,要及早做出合理安排,并及时告知孕产妇,减轻其焦虑感。出现发热、乏力、干咳等症状且有流行病学史的孕产妇,应到各地设置的有条件的助产机构发热门诊就诊;分娩时在各地指定综合救治能力强的定点医院生产,以确保母婴安全。

44 疑似或确诊新型冠状病毒肺炎患者手术或分娩时,应如何合理选择手术间/产房?

在新型冠状病毒肺炎疫情暴发的背景下,按照国家卫生健康委员会的要求,外科手术的开展主要包括急诊手术和明显影响预后的限期手术。《新型冠状病毒肺炎诊疗方案(试行第六版)》强调新型冠状病毒主要传播途径是呼吸道飞沫和密切接触传播,在相对封闭的环境中长时间暴露于高浓度气溶胶情况下存在气溶胶传播的可能。因此,有条件的医疗机构应将患者安置到负压手术间/产房进行手术/分娩,负压手术间/产房宜具有单独的进出通道以便与其他手术间进行隔离,并设定隔离、缓冲区域;无负压手术间/产房的医疗机构应选择具有独立净化系统且空间相对独立的手术间,或安置在感染手术间/隔离产房,或安排在最后一台手术;若是在正压手术间/产房则应关闭正压系统,同时选择通风良好的手术间/产房。术后均应进行终末消毒处理,终末消毒方法可参照本书"47. 疑似或确诊新型冠状病毒肺炎患者手术或分娩后,如何对手术间或产房进行终末消毒"。

45 疑似或确诊新型冠状病毒肺炎患者手术接送中有哪些注意事项?

接送患者前应更换一次性床单、被罩,转运车上挂飞沫和接触预防标识牌,配备速干手消毒剂;接送人员穿戴隔离衣或防护服、医用防护口罩、防护面屏/护目镜;患者戴医用外科口罩;接送患者走专用通道或专用电梯到手术间/病房,不在等候区或走道停留;患者的麻醉复苏应在原手术间完成,术后沿原特定通道转运回隔离病房。转运后对专用电梯进行消毒,对转运车污染情况进行评估,有可见污染物时应先使用一次性吸水材料蘸取 5 000 ～ 10 000 mg/L 的含氯消毒液（或用能达到高水平消毒的消毒湿巾）完全清除污染物，再用 1 000 mg/L 的含氯消毒剂或 500 mg/L 的二氧化氯消毒剂进行喷洒或擦拭消毒，作用 30 分钟后清水擦拭干净。

46 **为疑似或确诊新型冠状病毒肺炎患者手术时，如何做好术中防控？**

（1）手术方式的选择。根据《新型冠状病毒肺炎诊疗方案（试行第六版）》诊断标准，新型冠状病毒肺炎患者可分为轻型、普通型、重型和危重型。轻型和普通型患者没有肺炎表现或仅有轻度肺炎表现，可全面评估患者手术获益与新型冠状病毒肺炎进展情况来选择合适的手术方式。重型和危重型新型冠状病毒肺炎患者由于呼吸困难甚至呼吸衰竭，选择外科手术方式的时候应遵循损伤控制的原则，采用简单快速的操作方法，防止原发病进一步恶化，让患者获得全身器官功能恢复的窗口期，后期再次进行根治或彻底手术。

（2）手术参与人员的防护：目前国内外尚缺乏关于不同传播途径的传染病患者术中防护要求的指南和共识。在疫情防控期间，应精简手术参与人员，手术室内人员在术中不得离开手术间，室外人员无特殊情况不得进入；建议手术参与人员包括外科医师、器械护士和麻醉师进行三级防护；防护用品的选择与穿脱顺序受建筑布局以及各医疗机构防护用品储备情况影响，以下穿脱顺序供参考。

1）穿戴防护用品流程：更换专用工作鞋→更换洗手衣→外科手消毒→医用防护口罩→一次性工作帽→内层鞋套→医用防护服→防水靴套→防护面屏或护目镜（必要时改用动力送风过滤式呼吸器）→内层一次性无菌手套→一次性无菌手术衣→外层医用无菌手套→为患者手术。

2）脱防护用品流程：手术结束→脱去外层手套→脱一次性无菌手术衣→摘除防护面屏、护目镜或动力送风过滤式呼吸器→脱防水靴套→脱内层手套→脱医用防护服→脱内层鞋套→摘除一次性工作帽→摘除医用防护口罩→脱去洗手衣→沐浴、更衣、更鞋。每一步骤之间，建议均进行手卫生。

（3）术中麻醉管理：术前根据患者情况及手术要求选择相应的麻醉方式，原则上尽量减少插管刺激，减少患者呛咳导致飞沫传播的概率。麻醉诱导前应以面罩持续高流量给氧，采取快速诱导麻醉，应适度镇静及充分肌松，避免呛咳，待患者意识消失后开始低潮气量高频通气。术后在手术间内复苏患者，根据患者通气情况判断拔管时机。分泌物较多的患者，强烈建议使用密闭式吸痰器进行吸痰，在拔出气管导管时避免频繁吸痰。麻醉药品及导管、喉镜、牙垫、气管导丝、面罩等麻醉器械必须一人一用。麻醉机使用后按要求严格终末消毒。

47 为疑似或确诊新型冠状病毒肺炎孕产妇助产时，如何进行个人防护？

根据孕产妇的身体情况选择合适的分娩方式，需手术者参考本书"为疑似或确诊新型冠状病毒肺炎患者手术时，工作人员如何做好术中防控"做好术中术后防控。选择顺产者可参考以下防护用品穿脱顺序。

穿戴防护用品流程：更换专用工作鞋→更换洗手衣→外科手消毒→医用防护口罩→一次性工作帽→内层鞋套→医用防护服→防水靴套→防护面屏或护目镜→手套→进入隔离待产区，观察孕妇及胎儿情况→待宫口开全送入隔离分娩室（需要手术者则由专用通道进入手术室实施手术）→医务人员去除手套，实施手消毒（用免冲洗外科手消毒剂消毒双手）→内层医用无菌手套→一次性无菌手术衣→外层医用无菌手套→助产。分娩结束后，在分娩室内依次脱去外层手套、一次性无菌手术衣；进入缓冲间，依次摘除防护面屏或护目镜、脱防水靴套、脱内层手套、脱医用防护服、内层鞋套、摘除一次性工作帽、摘除医用防护口罩、脱去洗手衣，沐浴、更衣、更鞋。每脱一件防护用品，应进行一次手卫生。

48 疑似或确诊新型冠状病毒肺炎患者手术或分娩后，如何进行终末消毒？

《新型冠状病毒肺炎防控方案（第五版）》指出，终末消毒是指传染源离开有关场所后进行的彻底的消毒处理，应确保终末消毒后的场所及其中的各种物品不再有病原体的存在。新型冠状病毒肺炎患者术后或分娩后，其手术间/产房的地面、墙壁，桌、椅、床头柜、床架等物体表面，患者衣服、被褥等生活用品及相关诊疗用品，以及室内空气等，在无人条件下可选择过氧乙酸、二氧化氯、过氧化氢等消毒剂，采用超低容量喷雾法进行消毒。具体可参照"81. 疑似或确诊新型冠状病毒肺炎患者转出后，如何进行终末消毒"。

除此之外，还要重视对空调通风系统的处理，术后常规对排风口和送风口进行消毒。对于配置全新风全排风的标准负压手术间，术后只需更换排风口的高效过滤器；对于带回风的正负压转换手术室，需要同时更换排风口和回风口的过滤器。空调净化系统保持负压状态至少30分钟以上。

在彻底进行终末消毒后，方可进行下一台手术或助娩。

49 如何安置疑似和确诊新型冠状病毒肺炎患者？患者需要佩戴哪种口罩？

疑似患者和确诊患者应当分开安置；疑似患者单间隔离，经病原学确诊的患者可以同室安置。重症患者应当收治在重症监护病房或者具备监护和抢救条件的病室，同室不得收治其他患者。不具备救治能力的，及时将患者转诊到具备救治能力的医疗机构诊疗。

无论是疑似的还是确诊的新型冠状病毒肺炎患者，在病情允许的情况下都需佩戴医用外科口罩，防止其对其他患者和环境造成污染。

50 转运患者中有哪些注意事项？

疑似病例和确诊病例转运至定点医院集中救治。为确保转运过程中医患安全，需要注意以下几点。

（1）转运救护车的车载医疗设备（包括担架）专车专用，驾驶室与车厢严格密封隔离，车内设专门的污染物品放置区域，配备防护用品、消毒液、快速手消毒剂。

（2）医务人员穿工作服、隔离衣或防护服，戴手套、工作帽、医用防护口罩；司机穿工作服，戴外科口罩、手套。

（3）医务人员、司机转运新型冠状病毒肺炎患者后，须及时更换全套防护物品。

（4）转运救护车应具备转运呼吸道传染病患者的基本条件，尽可能使用负压救护车进行转运。转运时应保持密闭状态，转运后对车辆进行消毒处理。非负压转运车应专车转运，运送过程应开窗。转运重症病例时，应随车配备必要的生命支持设备，防止患者在转运过程中病情进一步恶化。

车辆、医疗用品及设备消毒、污染物品处理等按照《新型冠状病毒肺炎防控方案（第五版）》中的附件5《特定场所消毒技术方案》及《医疗机构消毒技术规范》WS/T367—2012等相关规定执行。

（5）救护车返回后需严格消毒，之后方可再转运下一例患者。

第四章

医务人员
个人防护

51 在新型冠状病毒肺炎疫情流行期间，医疗机构不同人群、不同区域面部防护用品应如何选择[a]？

人群或场景	普通医用口罩	医用外科口罩[b]	KN95/N95及以上颗粒物防护口罩[c]	医用防护口罩[d]	防护镜/面屏	动力送风过滤式呼吸器
普通门诊、病区		+				
一般患者手术、助产		+		◎		
急诊、儿科、呼吸科		+/−	+/−	+		
非疫区预检分诊[e]		+		◎		
疫区预检分诊		+/−	+/−	+	◎	
发热门诊		+/−	+/−	+	◎	
疑似/确诊病例诊疗				+	+	◎
隔离区环境清洁			+/−	+	◎	
疑似/确诊病例流行病学调查			+/−	+	◎	
疑似/确诊病例或无症状感染者转运（医务人员）				+	+	◎
疑似/确诊病例或无症状感染者转运（司机）		+		◎		
实验室常规检测				◎		
实验室病毒核酸检测				+	+	
疑似/确诊病例标本运送		+		◎		
疑似/确诊病例尸体处理			+/−	+	+	◎
气管插管、气管切开等高危操作				+	+	◎

（续表）

人群或场景	普通医用口罩	医用外科口罩[b]	KN95/N95 及以上颗粒物防护口罩[c]	医用防护口罩[d]	防护镜/面屏	动力送风过滤式呼吸器
鼻咽拭子、咽拭子采集			+/−	+	+	◎
陪检		+/−	+/−			
疑似/确诊/临床病例或无症状感染者		+		◎		
行政办公区域	+/−					

[a] "+"为推荐选择；"+−"为医用防护口罩紧缺时的替代策略；"◎"为有条件时选择或根据暴露风险选择。如有条件，暴露风险高的操作应选择动力送风过滤式呼吸器，有体液、血液喷溅风险时选择护目镜/防护面屏。

[b] 该口罩应符合 YY 0469—2011《医用外科口罩》同等及以上技术标准。

[c] 该口罩应符合 GB 2626—2019《呼吸防护 自吸过滤式防颗粒物呼吸器》或 GB 2626—2006《呼吸防护用品 自吸过滤式防颗粒物呼吸器》同等及以上技术标准。

[d] 该口罩应符合 GB 19083—2010《医用防护口罩技术要求》同等及以上技术标准。

[e] 非疫区：指湖北以外的省份和地区。

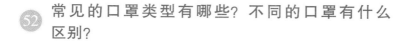

52 常见的口罩类型有哪些？不同的口罩有什么区别？

在医疗机构中，常用的口罩包括医用普通口罩、医用外科口罩、医用防护口罩。这三类口罩在执行标准、适用范围、性能方面均有所不同。

在新型冠状病毒肺炎疫情流行造成医用防护口罩资源严重紧缺的背景下，KN95/N95 及以上颗粒物防护口罩作为医用防护口罩替代品进入医疗场所和有关医疗操作中。不同的医用口罩和 KN95/N95 及以上颗粒物防护口罩的区别可参考下方表格。

不同类型口罩之间的区别

	口罩类别	执行标准	合成血液穿透阻力	表面抗湿性要求	细菌过滤效率	颗粒过滤效率
医用口罩	一次性使用医用口罩	YY/T 0969—2013	无要求	无	≥95%	无要求
	医用外科口罩	YY 0469—2011	120mmHg	无	≥95%	对非油性颗粒的过滤效率≥30%
	医用防护口罩	GB 19083—2010	80mmHg	有	/	1、2、3级口罩对非油性颗粒的过滤效率分别≥95%、99%、99.97%
	医用口罩（美国）	美国 ASTMF2100—2018	Level1、Level2、Level3分别为：80mmHg、120mmHg、160mmHg	有	Level1、Level2、Level3分别≥95%、98%、98%	Level1、Level2、Level3对非油性颗粒的过滤效率分别≥95%、98%、98%
工业防尘口罩	KN90及以上颗粒物防护口罩	GB2626—2006/2019	无要求	无	/	KN90、KN95、KN100口罩对非油性颗粒过滤效率分别≥90%、95%、99.97%
	KP90及以上颗粒物防护口罩	GB2626—2006/2019	无要求	无	/	KP90、KP95、KP100口罩对油性颗粒过滤效率分别≥90%、95%、99.97%
	N95及以上颗粒物防护口罩（美国）	美国 NIOSH	无要求	无	/	N95、N99、N100颗粒物防护口罩对非油性颗粒过滤效率≥95%、99%、99.7%

我国不同口罩的适用环境

	口罩类别	执行标准	适用环境
医用口罩	一次性使用医用口罩	YY/T 0969-2013	普通医疗环境中佩戴，阻隔口腔和鼻腔呼出或喷出污染物
	医用外科口罩	YY 0469-2011	临床医务人员在有创操作过程中佩戴，阻隔体液、颗粒物，以及病原体微生物
	医用防护口罩	GB 19083-2010	医疗工作环境下，过滤空气中的颗粒物，阻隔飞沫、血液、体液、分泌物等，包括各种传染性病毒
工业防尘口罩	KN90及以上颗粒物防护口罩	GB2626-2006/2019	颗粒物防护，防烟、粉尘、微生物。不适用于水下作业、缺氧环境、逃生和消防用呼吸防护用品
	KP90及以上颗粒物防护口罩	GB2626-2006/2019	

简单总结一下，在防控新型冠状病毒肺炎疫情中，我国医用口罩的防护能力由高至低依次是医用防护口罩、医用外科口罩。普通医用口罩不适用于新型冠状病毒肺炎的防护。

KN90/N95及以上颗粒物防护口罩未对合成血液穿透、表面抗湿性进行测试，因此，这类口罩短时间使用可以阻挡病毒等微生物，但不能用于有血液、体液喷溅操作或长时间接触患者。在医用防护口罩资源紧缺的背景下，如替代防护口罩仅适用于无喷溅操作，或者在KN95/N95颗粒物防护口罩的外面加戴一个防护面屏，并应注意，一旦潮湿应立即更换。

53 N95口罩和医用防护口罩有区别吗？

通常所说的N95口罩并不等同于医用防护口罩。在《国家卫生健康委办公厅关于加强疫情期间医用防护用品管理工作的通知》（国卫办医函〔2020〕98号）中也提到两者有一定差别。

N95口罩只说明使用了N95滤材，口罩对非油性粉尘颗粒的过滤效率达到95%要求，并不一定是医用防护口罩。美国国家职业安全卫生研究所（NIOSH）根据滤料将呼吸防护器分类为N、P、R型3个系列，每一系列口罩根据过滤效率又划分出3个水平：95.0%、99.0%、99.97%（简称95、99、100），共9个小类滤料。N代表其材质仅适用于过滤非油性粉尘；95代表其过滤效能至少达到95.0%。

从美国疾病预防与控制中心（CDC）网站上我们可以看到，3M公司生产的符合N95标准的口罩有十余种，但其中只有1860、1860s和9132等少数型号是医用防护口罩。SARS期间国内很多医疗卫生机构储备、使用的N95口罩其实都是白色的8210型号，这是用于职业粉尘防护的口罩，并非医用防护口罩。

医用防护口罩是指口罩的过滤效果要达到N95要求（对非油性0.3 μm颗粒的过滤效率不低于95%），同时还要具备表面抗湿性、合成血阻断性能等医用防护要求。目前我国医用防护口罩执行的标准是GB19083—2010。标准对医用防护口罩的外观、尺寸、鼻夹、过滤效率、气流阻力、合成血液穿透阻隔性能、表面抗湿性、阻燃性能、皮肤刺激性、标识等性能做出明确规定，并根据非油性颗粒过滤效率将医用防护口罩分为3

个等级。各等级对应分别为：1级：过滤效率≥95%；2级：过滤效率≥99%；三级：过滤效率≥99.97%。符合该标准的口罩均适用于隔离病房的职业防护。

综上所述，N95口罩只是指对非油性颗粒过滤效率≥95%的口罩，有不同的类型分别适用于粉尘防护和医用防护。而医用防护口罩除了达到对非油性颗粒过滤效率≥95%的要求，还要同时具有合成血液阻隔性能、表面抗湿性等要求（即能够预防血液、体液喷溅的功能），适用于医疗环境中医务人员的职业防护。

在2020年新型冠状病毒肺炎疫情流行期间，因为医用防护口罩储备、消耗和产能问题，导致资源紧缺，在这种特定背景下，短时间接触患者或进行非喷溅操作的岗位不得已选择KN95/N95及以上颗粒物防护口罩替代医用防护口罩。但我们应该清楚认识到，这类口罩存在的缺陷，如果医用防护口罩资源充足，在医疗活动中应避免使用非医用口罩。

54 如何正确选择与佩戴医用外科口罩？

（1）医用外科口罩适用范围：新型冠状病毒肺炎疫情流行期间，在医疗机构相关区域或进行以下操作时应佩戴医用外科口罩：① 流行病学调查人员开展密切接触者调查时，与调查对象保持1 m以上距离的情况下。② 预检分诊。③ 如防护口罩资源紧缺，在发热门诊进行一般诊疗活动时。④ 全院所有诊疗区域工作人员。⑤ 新型冠状病毒肺炎疑似/确诊患者，以及无症状感染者在病情容许时。

（2）佩戴医用外科口罩时应正确区分内外面：通常深颜色一面（或根据说明书）为外面；金属条（鼻夹）在上，褶皱向下的一面为外面；阻水的一面为外面。对于无法区分内、外面的外科口罩，不建议使用，以免增加医务人员暴露风险。

（3）通常不推荐同时佩戴双层或多层医用外科口罩。

（4）医用外科口罩只能一次性使用；口罩潮湿后，或被患者血液、体液污染后，应及时更换。

（5）戴、摘医用外科口罩时的注意事项：① 检查口罩是否符合标准，医用外科口罩应符合YY0469—2011《医用外科口罩》技术标准。② 检查口罩是否在有效期内。③ 摘口罩时一定要在确认比较安全的环境中进行，周围无污染源，避免职业暴露。④ 戴口罩前应进行手卫生，摘口罩前、后应进行手卫生。

（6）医用外科口罩戴、摘流程：参考下方示意图。

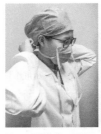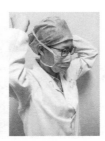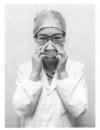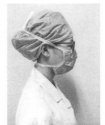

图1 口罩罩住鼻、口及下巴，口罩下方带系于颈后

图2 上方带系于头顶中部

图3 将双手指尖放于鼻夹上，从中间位置开始，用手指向内按压，并逐步向两侧移动，根据鼻梁形状塑造鼻夹

图4 调整系带松紧度，使其贴合面部

戴医用外科口罩流程

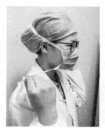
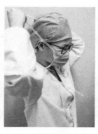
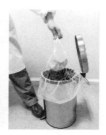

图5 不要接触口罩前面,先解　　图6 再解开上方的系带　　图7 用手捏住系带投入医疗
　　开下方的系带　　　　　　　　　　　　　　　　　　　　废弃物袋中

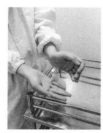

注意事项:①脱口罩时不接触口罩前面;
②外科口罩只能一次性使用;口罩变湿、
损坏或明显污染时,及时更换。

图8 手卫生

摘医用外科口罩流程

55 如何选择与佩戴医用防护口罩? 佩戴医用防护口罩时为什么要进行密合性试验?

(1)医用防护口罩适用范围:新型冠状病毒肺炎疫情流行期间,在医疗机构相关区域或进行以下操作时应佩戴医用防护口罩:① 发热门诊。② 隔离病区(房)和隔离重症监护病区(房)。③ 进行采集呼吸道标本、气管插管、气管切开、无创通气、吸痰等可能产生气溶胶的操作时。④ 对确诊病例、疑似病例进行流行病学调查时。⑤ 环境消毒人员和尸体处理人员。⑥ 生物安全实验室操作人员。⑦ 急诊科(资源充足时)。

(2)佩戴医用防护口罩前应检查口罩有无破损,系带是否正常。如有多种型号，应根据个人脸型选择合适的型号。

（3）戴、摘医用防护口罩时的注意事项：① 检查口罩是否符合标准，医用防护口罩应符合GB 19083—2010《医用防护口罩技术要求》。② 检查口罩是否在有效期内。③ 摘口罩时一定确保在安全区域，最后摘掉医用防护口罩。④ 戴医用防护口罩前应进行手卫生，摘口罩前、后应进行手卫生。⑤ 健康人群佩戴的口罩正面（前面）为污染面，摘口罩时应避免接触。发热或有呼吸道症状患者佩戴的口罩接触面为污染面，摘口罩时应朝内对折，手拿系带丢弃。

（4）医用防护口罩潮湿、损坏，或被患者血液、体液污染后，应及时更换。在污染较重的隔离区工作时，医用防护口罩佩戴时间不宜超过4小时。

（5）戴医用防护口罩时应进行密合性试验，如密合性不符合要求，不能进入隔离区工作。

（6）医用防护口罩戴、摘流程：参考下方示意图。

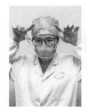

图1 防护口罩罩住鼻、口及下巴，鼻夹部位向上紧贴面部。两手拉着口罩的松紧带，拉过头顶，放在颈后和头中部

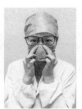

图2 将双手指尖放在金属鼻夹上，从中间位置开始，用手指向内按鼻夹，并分别向两侧移动和按压，根据鼻梁的形状塑造鼻夹

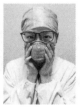

图3 双手按压口罩前部

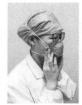

图4 正压密合性试验，口罩内出现正压，表明不漏气，如果漏气，调整口罩位置或收紧带子

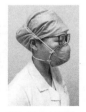

图5 负压密合性试验，口罩内出现负压，表明不漏气，如果漏气，调整口罩位置或收紧带子

戴医用防护口罩流程

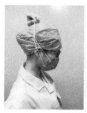 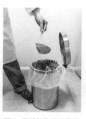 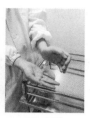

注意事项：① 禁止接触口罩前面（污染面）；② 防护口罩变湿、损坏或明显污染时，及时更换。

图6 双手同时抓住两根松紧带，提过头部，脱下　图7 用手捏住松紧带投入医疗废弃袋中　图8 手卫生

摘医用防护口罩流程

56 佩戴双层甚至多层口罩会增加防护效果吗？

目前，用于新型冠状病毒肺炎疫情防控的口罩主要包括医用外科口罩、医用防护口罩，以上两类口罩通常情况下，均不推荐佩戴双层或者更多层。佩戴双层医用外科口罩会导致口罩与面部密合性上下错位，很难做到根据鼻梁形状塑造鼻夹，导致口罩与颜面部密合不严从而增加感染风险。同时，双层口罩会增加不舒适感和呼吸阻力，进而影响佩戴者的健康；双层口罩易松动造成工作中不自觉用手频繁触摸面部，增加污染概率；双层口罩在目前资源紧缺的情况下，还会造成资源浪费。因此，佩戴双层口罩并不能增加防护效果，还可能因密合性的破坏增加其自身感染的危险性。

2020年这场新型冠状病毒肺炎疫情突如其来，造成防护口罩资源严重紧缺，在此背景下，部分岗位选择使用工业防尘KN95/N95及以上颗粒物防护口罩替代医用防护口罩。为了弥补KN95/N95颗粒物防护口罩不能防喷溅的缺陷，部分医务人员选择在KN95/N95颗粒物防护口罩的外面加戴一个医用

外科口罩，笔者要提醒的是，如果选择KN95/N95颗粒物防护口罩＋医用外科口罩组合策略，那么切记，应将KN95/N95颗粒物防护口罩戴在里面，以确保KN95/N95颗粒物防护口罩能够和面部紧密贴合，保持口罩良好密合性，同时发挥医用外科口罩防喷溅的作用。

在《医疗机构内新型冠状病毒感染预防与控制技术指南（第一版）》中，给出了医用防护口罩外加戴医用外科口罩的策略，关于这点，李六亿教授在解惑中讲到，这是在特定情形下的特定措施，是为了出污染区后摘掉外层污染的医用外科口罩可继续在潜在污染区工作，在医用防护口罩紧缺的情况下，是一种节约卫生资源和医用防护口罩的应急措施。

口罩的过滤效果并非靠层数来决定，而是靠其佩戴时的密封性、过滤性和舒适性等多方面的因素决定。同时，摘口罩过程中避免污染也是决定口罩防护效果的重要环节，不容忽视。

57 什么情况下应该更换口罩？

医用外科口罩、医用防护口罩如果潮湿，则防护效率下降。同时，防护效率也会随着佩戴时间的延长而逐渐降低，但具体可以佩戴多长时间一直存在较多争议。

国内现行的GB 19083—2010《医用防护口罩技术要求》中并未对医用防护口罩是否可以重复使用以及佩戴时间做出要求，WS/T 311—2009《医院隔离技术规范》提出"医用防护口罩的效能持续应用6～8小时，遇污染或潮湿，应及时更换"。有学者支持医用防护口罩应一次性使用,但也有研究发现,医用防护口罩在第3天时其平均过滤效率为94.7%,佩戴5个工作日后,过滤效率降至92.0%,基于成本的考虑,他们建议可以延长佩戴时间,包括在未被污染的情况下可重复性使用。在2020年新型冠状病毒肺炎疫情流行期间,国家卫生健康委员会颁布的《新型冠状病毒感染的肺炎防控中常见医用防护用品使用范围指引(试行)》(国卫办医函〔2020〕75号)中关于医用外科口罩、医用防护口罩的适用范围和更换时机给出了明确要求:发热门诊、各类隔离病区一般4小时更换,污染或潮湿时随时更换。

基于以上规范和研究,笔者认为,医用防护口罩的更换时间应根据使用场所、佩戴者所进行的操作类别、防护口罩资源是否充足等情况综合选择。以下情形时应及时更换:① 口罩被患者血液、体液以及其他感染性因子污染时。② 口罩被损坏时。③ 明显的呼吸阻力增加时。④ 口罩潮湿时。⑤ 在发热门诊、隔离留观病区(房)、隔离病区(房)和隔离重症监护病区(房)等污染较重的区域使用医用防护口罩不应超过4小时。在医用防护口罩资源紧缺时,如果确定医用防护口罩未破损、未污染以及呼吸阻力未增加的情况下,可适当延长佩戴时间。

58 如果医用防护口罩资源紧缺,有什么替代策略?

这里说的医用防护口罩,是符合GB 19083—2010《医用防护口罩技术要求》的医用防护口罩。医用防护口罩可有效保障医务人员免受病毒侵害,在工作中,应尽量避免因医用防护口罩紧缺影响诊疗工作情况的发生。医疗机构内部应有口罩、防护服、隔离衣等防护用品的应急储备,以备不时之需,医务人员应掌握分级防护原则,根据不同暴露风险正确选择口罩类别,确保物资的科学调配。

疫情突如其来,加上产能不足,口罩资源紧缺是许多医疗机构面临的难题。我们提出以下建议以供参考,按顺序优先选择:

(1)从管理层面,尽量减少使用口罩的医务人员的数量。如平时需多人操作的工作,尽量缩减至1～2人完成。

(2)适当延长口罩使用时间。同一名医务人员在连续给多名确诊患者做诊疗时,可佩戴同一个医用防护口罩,其间无须更换口罩。如口罩有可见的污染或潮湿,或佩戴者出现呼吸困难时,必须更换。

(3)重复使用口罩。如果诊疗工作无法连续进行,在给确诊患者的诊疗操作结束后,摘下口罩,将口罩放置在一个安全的区域,可以放置在一个透气的容器内,如纸袋(纸袋上标注使用者姓名),或将其挂在指定区域,待下次接触另一名确诊患者时重新戴上。此时需要注意口罩外部可能已经发生的污染,重新佩戴的时候,佩戴前后需要注意手卫生,避免触碰口罩内、外表面。

(4)为确诊或疑似患者做诊疗时,按以下感染风险优先分配医用防护口罩:① 进行可产生气溶胶操作的医务人员;② 免疫力低下或感染风险高者,如怀孕的医务人员;③ 工作时间长、工作强度高者,如重症隔离病房的医务人员。

（5）使用KN95/N95及以上颗粒物防护口罩＋防护面屏代替医用防护口罩。KN95/N95颗粒物防护口罩，其滤过的效能与医用防护口罩一致，差别在于其表面没有防喷溅的功能。在目前防护物资紧缺的情况下，救治患者时如果没有医用防护口罩可用，KN95/N95颗粒物防护口罩可用于无喷溅的情况，或者在KN95/N95颗粒物防护口罩的外面加戴一个防护面屏，也可以弥补KN95/N95颗粒物防护口罩不能防喷溅的缺陷。

（6）如果采取以上措施，仍不能满足需求，使用医用外科口罩代替（尽量避免）。① 选取可系紧或有弹性绑带的医用外科口罩，因为耳挂式口罩不能确保密合性。② 在使用后立即丢弃，如果口罩被弄湿或被分泌物弄脏，应立即更换口罩。③ 条件允许时，佩戴医用外科口罩后加戴防护面屏，可以起到阻隔液滴的作用，减少病毒对呼吸道的侵害。

无论资源如何紧缺，都应充分保证隔离病区特别是隔离重症监护病区医用防护口罩的使用需求，不应选择重复使用和选择其他口罩替代方案。

需要强调的是，在给新型冠状病毒肺炎患者进行诊疗操作过程中，要实现零感染，需要集束化的防控措施。正确佩戴口罩只是防护的一个环节。正确的环境清洁、呼吸道卫生/咳嗽礼仪、严格执行手卫等措施在将感染风险最小化中，也至关重要。

59 哪些操作容易引发气溶胶喷溅？应采取什么措施？

容易引发气溶胶的常见操作有：气管插管和拔管、吸痰、心肺复苏、咽拭子采样、尸检、使用高速设备（如钻、锯、离心机、牙科手机等）的操作、气管镜检查等。实施这些操作时，患者可能排出呼吸道分泌物和微小气溶胶而造成呼吸道疾病的传播。因此，医务人员在实施上述诊疗操作时应做好职业防护：① 操作房间保持通风良好，只允许必要的人员入内。② 根据分级防护的要求和暴露级别，选择合适的防护用品，如穿防渗透隔离衣或防护服、戴护目镜/防护面屏、戴医用外科口罩或医用防护口罩。针对本次新型冠状病毒肺炎，建议为疑似、确诊病例实施以上操作时，戴医用防护口罩、穿防渗透防护服，必要时加穿防渗透隔离衣、戴护目镜/防护面屏，条件允许可使用全面性呼吸器、戴手套，必要时戴双层手套。③ 接触患者前后执行手卫生，脱手套后及时洗手或手消毒。④ 操作结束后，对可能污染的环境及时进行清洁消毒。

60 新型冠状病毒肺炎疫情期间，手卫生的指征有哪些？

研究显示新型冠状病毒是通过结合ACE2受体而侵犯人体，而ACE2受体存在于各种黏膜内，包括口腔黏膜、鼻黏膜、眼黏膜等，所以强调在触摸口、鼻和眼睛之前一定要做好手卫生，避免病毒感染黏膜而进入人体。

新型冠状病毒肺炎疫情期间，医务人员除遵循WHO五大洗手指征外，手卫生应强调如下环节：① 抵达工作场所时。② 下列情况之前：直接接触患者；戴手套进行临床操作前；药品准备前；接触食物/摆放食物或协助患者进食；离开工作场所前。③ 对同一患者进行不同部位操作之间；摘脱防护用品过程之间。④ 下列情况之后：摘手套后，取下防护用品后；接触疑似/确诊患者的血液、体液和分泌物以及被新型冠状病毒污染的物品后；便后，擦拭或擤鼻涕后。

61 哪些手消毒剂对新型冠状病毒有效？

新型冠状病毒属于 β 属冠状病毒，有包膜，常用的消毒剂（如乙醚、75% 乙醇、含氯消毒剂、过氧乙酸和氯仿等脂溶剂）均可有效灭活病毒，但氯己定不能有效灭活病毒。

目前已经上市的手消毒剂多数为复方成分，上市前均要对各类病原微生物的杀灭效果进行检测。因此，市场上容许销售的以乙醇为主要成分的手消毒剂对抗性很低的新型冠状病毒均能达到灭活效果，包括 60% 乙醇与氯己定的复方手消毒制剂。

有研究显示，醇类消毒剂 30 秒内就能够迅速杀灭大肠埃希菌、鲍曼不动杆菌、金黄色葡萄球菌、表皮葡萄球菌，同时对包膜病毒如乙型肝炎病毒（HBV）、丙型肝炎病毒（HCV）、人类免疫缺陷病毒（HIV）和流感病毒均能发挥杀灭作用。使用醇类消毒剂还可缩短手部干燥时间，同时对皮肤刺激性较小，不易引起皮肤反应。新型冠状病毒肺炎防控方案（第五版）提到，手卫生时可选用含醇速干手消毒剂或醇类复合速干手消毒剂，或直接用 75% 乙醇进行擦拭消毒；醇类过敏者，可选择季铵盐类等有效的非醇类手消毒剂；特殊条件下，也可使用

3%过氧化氢消毒剂、0.5%碘伏等擦拭或浸泡双手，并适当延长消毒作用时间。有肉眼可见污染物时应先使用洗手液在流动水下洗手，然后按上述方法消毒。

如何选择适宜的手消毒剂，应综合考虑消毒剂对病原体杀灭效果和对皮肤刺激性等方面。

62 如何正确选择和使用护目镜或面屏？

（1）适用于：① 可能受到患者血液、体液、分泌物等喷溅时。② 为疑似患者或确诊患者实施可能产生气溶胶的操作（如采集呼吸道标本、气管插管、无创通气、吸痰、气管切开、心肺复苏、插管前手动通气和支气管镜检查，以及使用锯、钻、离心设备等）时。③ 隔离留观病区（房）、隔离病区（房）和隔离重症监护病区（房）等区域。

（2）注意事项：① 护目镜和防护面屏两者的作用相似，选择其中的一种佩戴即可，同时佩戴会影响操作视野，反而增加操作难度和锐器伤发生的风险。② 护目镜如为可重复使用防护用品，应当消毒后再复用。③ 一次性使用的护目镜在供给不足的紧急情况下，经严格消毒后可重复使用。④ 佩戴前应检查有无破损、松懈。

63 如何正确使用手套？

（1）适用于：① 接触患者血液、体液、分泌物、呕吐物及污染物时。② 进行手术等无菌操作时,接触患者破损皮肤、黏膜时。③ 在发热门诊、隔离留观病区(房)、隔离病区(房)和隔离重症监护病区(房)等区域使用。④ 进入污染区域或进行诊疗操作时,根据工作内容佩戴一次性使用橡胶或丁腈手套,在接触不同患者或手套破损时应及时消毒,更换手套并进行手卫生。

(2)注意事项:① 戴手套不能替代手卫生。② 一次性手套一次性使用,需正确穿戴和脱摘,注意破损及时更换手套。③ 流行病学调查等不需要接触患者及污染物品时可不戴手套。

64 一次性使用手术衣可以替代隔离衣吗?

隔离衣是为了保护医务人员避免受到血液、体液或其他感染性物质的污染,或者是用于保护患者避免受到感染的防护用品。常用于有可能发生血液、体液喷溅的操作中;接触经接触传播的传染病患者、多重耐药菌患者时;以及对大面积烧伤、骨髓移植等患者实施保护性隔离时。

我国目前尚无隔离衣的技术标准,现临床使用的隔离衣多为布类材质,沿用历史悠久。由于布类隔离衣在使用过程中通常不能做到穿一次即丢弃,且在反复穿脱过程中需要严格按照规程,操作烦琐、易污染,使用后需要清洗和消毒,而一次性使用手术衣易获得、穿脱方便。因此,有些医院使用一次性使用手术衣来替代隔离衣。

对于一次性使用手术衣的质量标准,美国职业安全及健康管理委员会(OSHA)要求手术衣需根据手术操作过程中所产生的血液、体液的体积或总量,以及手术持续时间制定不同的防护等级标准,主要包含以下3个方面:① 暴露于血液中的区域(包括面部、四肢等),以及暴露的方式(包括压力及流动液体、水滴等)。② 血液及体液的暴露量。③ 手术操作的持续时间,从短时间的静脉注射至长时间的心胸外科手术。根据OSHA的防护规定要求,美国医疗器材促进会(AAMI)将手术衣材料的防护性能由低到高分为4级。

目前我国尚未颁布一次性使用手术衣的国家或行业标准,可供参考的是国家食品药品监督管理局发布的《一次性使用手术衣产品注册技术审查指导原则》(食药监办械函\[2011]187号)。依据该指导原则,一次性使用手术衣分为标准性能与高性能两种。高性能一次性使用手术衣适用于患者血液中已知有传染性病毒,或紧急抢救时未知血液中是否有传染性病毒的手术;而标准性能一次性使用手术衣适用于已知患者血液中无传染性病毒的手术。

无纺布材质的一次性使用手术衣对液体具有良好的防渗透阻隔功能和阻菌性能,能够形成可靠的防护屏障。而棉质隔离衣虽然在干燥状态下能阻隔一定量的微生物,但在沾染了血液或潮湿的状态下,病原菌会通过液体渗透隔离衣,失去防护能力。从防护能力的对比来看,一次性使用手术衣优于布类隔离衣,因此可以替代隔离衣使用。

由于一次性使用手术衣存在成本高和作为医疗废物处理

时产生的环保问题,因此,不推荐常规使用一次性使用手术衣替代隔离衣,可根据不同的操作选择性地替代使用。

65 如何正确选择和使用防护服?

(1)适用于:① 临床医务人员在接触甲类或按甲类传染病管理的传染病患者时,接触经空气传播或飞沫传播的传染病患者时,以及可能受到患者血液、体液、分泌物、排泄物喷溅时。② 在隔离留观病区(房)、隔离病区(房)和隔离重症监护病区(房)。③ 对疑似、确诊病例和无症状感染者调查的流行病学调查人员。④ 医学观察场所工作人员。⑤ 病例和无症状感染者转运人员、尸体处理人员、环境清洁消毒人员、标本采集人员和实验室工作人员。

(2)注意事项:① 紧急医用物资防护服实行标识标记管理,紧急医用物资防护服仅用于隔离留观病区(房)、隔离病区(房),不应用于隔离重症监护病区(房)等有严格微生物指标控制的场所。② 穿前应检查防护服有无破损,防护服只限在规定区域内穿脱,发现有渗漏或破损应及时更换。③ 设立防护监督员,在防护用品穿脱区域设置检查点并配备1名防护监督员,有条件可采用视频监控对话系统,对医务人员穿脱防护用品情况给予监督、指导和帮助;防护服不得重复使用,不推荐防护服上喷洒消毒剂或清洗消毒后重复使用。

66 个人防护用品的穿戴顺序,到底怎样才是正确的?

关于个人防护用品的穿戴顺序,一直存在较多争议,诸如是先戴帽子还是先戴口罩、先戴护目镜还是先穿防护服等。到底哪种顺序是正确的呢? 先看看近年来针对不同疾病颁布的相关规范中的要求,见下表。

不同规范中穿戴防护用品的步骤比较

区域	穿防护用品步骤	甲型H1N1流感医院感染控制技术指南(2009年修订版)	WS/T 311-2009医院隔离技术规范(2009年)	埃博拉出血热医院感染预防与控制技术指南(第二版)(2014年)	医疗机构内新型冠状病毒感染预防与控制技术指南第一版(2020年)
清洁区进入潜在污染区前(缓冲间内)	1	手卫生	手卫生	手卫生	手卫生
	2	帽子	帽子	医用防护口罩	医用防护口罩
	3	医用防护口罩	医用防护口罩	帽子	帽子
	4	工作服	工作衣裤	护目镜	工作衣裤
	5	换工作鞋	换工作鞋	防护服	鞋袜
	6			乳胶手套(第一层手套)	工作服
	7			长筒胶靴	手部皮肤破损的戴乳胶手套(第一层)
进入潜在污染区	8	手部皮肤破损的戴乳胶手套(第一层)	手部皮肤破损的戴乳胶手套(第一层)		(如果是标准呼吸道隔离病房,医务人员只在潜在污染区工作,以上穿戴已经符合要求)

（续表）

区 域	穿防护用品步骤	甲型H1N1流感医院感染控制技术指南（2009年修订版）	WS/T 311-2009医院隔离技术规范（2009年）	埃博拉出血热医院感染预防与控制技术指南（第二版）（2014年）	医疗机构内新型冠状病毒感染预防与控制技术指南第一版（2020年）
潜在污染区进入污染区前	9	隔离衣	隔离衣/防护服	防水围裙或防水隔离衣	换工作服为隔离衣/防护服
	10	护目镜/防护面罩	护目镜/防护面罩/全面型呼吸防护器	防护面屏/头罩	一次性帽子（第二层）
	11	手套（第二层）	手套（第二层）	外层乳胶手套	外科口罩（第二层）
	12	鞋套	鞋套	防水靴套	防护镜
	13				手套（第二层）
	14				鞋套
进入污染区					

不同规范中摘脱防护用品的步骤比较

区 域	脱防护用品步骤	甲型H1N1流感医院感染控制技术指南（2009年修订版）	WS/T 311-2009医院隔离技术规范（2009年）	埃博拉出血热医院感染预防与控制技术指南（第二版）（2014年）	医疗机构内新型冠状病毒感染预防与控制技术指南（第一版）（2020年）
离开污染区进入潜在污染区前（缓冲间内）	1	摘手套、消毒双手	摘手套、消毒双手	消毒外层一次性乳胶手套	手卫生
	2	脱隔离衣或防护服	摘护目镜/防护面屏	脱防水围裙或防水隔离衣	摘防护镜
	3	脱鞋套	脱隔离衣或防护服	摘外层一次性乳胶手套	摘帽子（外层）

（续表）

区 域	脱防护用品步骤	甲型H1N1流感医院感染控制技术指南(2009年修订版)	WS/T 311-2009医院隔离技术规范(2009年)	埃博拉出血热医院感染预防与控制技术指南(第二版)(2014年)	医疗机构内新型冠状病毒感染预防与控制技术指南(第一版)(2020年)
离开污染区进入潜在污染区前（缓冲间内）	4	摘护目镜/防护面屏	脱鞋套	脱一次性防水靴套	摘口罩（外层）
	5	洗手和/或手消毒	洗手和/或手消毒	消毒内层一次性乳胶手套	脱防护服或隔离衣
	6			摘一次性防护面屏或头罩	脱鞋套、手套
	7			消毒内层一次性乳胶手套	手卫生
进入潜在污染区	8	洗手或手消毒	洗手或手消毒		换工作服
离开潜在污染区进入清洁区前	9				洗手或手消毒
	10				脱工作服
潜在污染区进入清洁区（缓冲间内）	11	洗手和/或手消毒	洗手和/或手消毒	脱一次性防护服；脱内层一次性乳胶手套	洗手或手消毒
	12	脱工作服	脱工作服	手卫生	摘帽子（里层）
	13	摘医用防护口罩	摘医用防护口罩	更换新的一次性乳胶手套	摘防护口罩（里层）
	14	摘帽子	摘帽子	防护眼罩	沐浴,更衣,口腔、鼻腔、外耳道清洁
	15	洗手和/或手消毒	洗手和/或手消毒后	摘防护口罩	

（续表）

区　域	脱防护用品步骤	甲型H1N1流感医院感染控制技术指南（2009年修订版）	WS/T 311-2009医院隔离技术规范（2009年）	埃博拉出血热医院感染预防与控制技术指南（第二版）（2014年）	医疗机构内新型冠状病毒感染预防与控制技术指南（第一版）（2020年）
潜在污染区进入清洁区（缓冲间内）	16			脱一次性帽子	
	17			脱长筒胶靴	
	18			摘内层一次性乳胶手套	
	19			手卫生	

进入清洁区，沐浴，更衣，离开。

通过对比，我们发现，WS/T 311—2009《医院隔离技术规范》与《甲型H1N1流感医院感染控制技术指南（2009年修订版）》中穿戴防护用品的程序基本相同，但脱摘防护用品的顺序则有差异，WS/T 311—2009《医院隔离技术规范》要求是在摘下护目镜／防护面罩后再脱隔离衣。

在《埃博拉出血热医院感染预防与控制技术指南（第一版）》和《医疗机构内新型冠状病毒感染预防与控制技术指南（第一版）》中则均建议先戴口罩再戴帽子。《埃博拉出血热医院感染预防与控制技术指南（第二版）》要求护目镜和防护面罩应在穿防护服前完成，脱卸时要先脱防护服再脱卸脸面部防护用品，脱摘过程中有一次更换内层手套的环节，且最后摘脱的是手套。

《医疗机构内新型冠状病毒感染预防与控制技术指南（第一版）》中提出了戴双层口罩和双层帽子。大家应该明白，这样一个穿脱流程的设计是与当前新型冠状病毒肺炎疫情突如其来、患者数量多、防护资源紧缺、医护人员人力资源紧缺、武汉市乃至湖北省很多地区收治新型冠状病毒肺炎患者的医疗机构不具备规范的"三区两通道两缓冲"呼吸道隔离病区有关。医务人员进行近距离操作后，防护口罩有被污染的风险，从污染区到潜在污染区要更换防护口罩甚至全套防护用品，而在目前防护资源紧缺的情况下只需更换一个外层的医用外科口罩就可以了。实际上加戴的外层医用外科口罩，就是为了保护内层的医用防护口罩不被喷溅物污染。正如李六亿教授所说，"这是特定条件下的特殊措施，是为了出污染区后摘掉外层污染的医用外科口罩可继续在潜在污染区工作，是为了节约卫生资源和医用防护口罩。"因此，在防护物资及人员充足的情形下，在呼吸道隔离病区规范设置的前提下，是没有必要进行这样双层的防护。

在本次抗击新型冠状病毒肺炎疫情中，各地、各医疗机构穿脱防护用品的顺序也略有差别，主要表现在是先戴帽子还是先戴口罩，先戴护目镜还是先穿防护服，戴双层手套还是戴单层手套。先戴口罩的目的是为了减少和避免脱卸过程可能的污染，确保在摘脱时能够最后摘除口罩，毕竟对于以飞沫传播为主要传播途径的疾病来说，戴口罩是至关重要的措施。而很多医疗队规定先戴帽子也是考虑到先戴口罩的话，口罩系带有时候会滑脱，这也完全是从实际情况出发所做的选择。先戴防护镜是为了在脱掉防护服后再摘防护镜，且防护服可以保护防护镜系带不被污染,而后戴防护镜是因为有的防护镜系带较大,戴在防护服里面会导致防护服无法和面部紧密贴合。进入隔离病区长时间为患者进行诊疗活动、采集标本或手部皮肤黏膜有破损时戴双层手套,其他情况则可以考虑戴单层手套。

综上所述,个人防护用品的穿戴顺序应针对疾病主要传播途径所采取的隔离措施及个人防护用品的功能而定。如果是空气隔离或者飞沫隔离,建议先戴口罩再戴帽子,确保在脱卸时能最后摘除口罩;如果是接触隔离,那手套应是最后佩戴、最早摘下的。同时,还要结合具体的病区布局流程、人员配备及防护用品是否充足来综合考虑。比如本次新型冠状病毒肺炎防控方案中提出的双层口罩看上去可能是浪费了一个口罩,但在医用防护口罩不足的条件下,及时更换了污染的医用外科口罩恰恰也是最可行的保护医用防护口罩、节约防护资源的方法。

先脱卸污染最重的防护用品,最后摘脱最需要保护的部位的防护用品是不变的原则。选择合适的防护用品对于保护医务人员不被病毒侵害至关重要,但是正确的穿戴和脱卸流程更为重要,特别是要避免脱卸时被污染。我们应该认识到,防护用品不是穿得越多越安全,而在于科学选择与正确穿脱。

67 脱防护服之前,需要向防护服上面喷洒消毒剂吗?

消毒剂达到消毒效果需要消毒时间的保证,向防护服上喷洒消毒剂进行消毒后立即脱掉防护用品,这样做起不到消毒作用，同时喷洒消毒剂反而存在喷湿防护服、污染内层衣物的风险。因此，李六亿教授强调脱防护服之前不需要向防护服上面喷洒消毒剂。此外中国疾病预防控制中心研究员张流波教授提出，往人体大量喷洒消毒剂时可能使消毒剂经过呼吸吸入和/或经皮肤进入体内，在这种情况下，向防护服上喷洒消毒剂可能存在损害人体健康的风险。

 68 医疗机构内不同风险人群应选择穿戴哪些防护用品？

医疗机构内不同风险人群防护用品的选择

	手卫生	工作服/工作衣裤	工作帽	医用外科口罩	医用防护口罩	护目镜/面屏	防水靴套	隔离衣	医用防护服	乳胶手套
一般科室	√	√	#	√						
急诊科/呼吸科门诊/预检分诊	√	√	√	√	#			#		#
发热门诊	√	√	√	√	#	#		√	#	√
隔离留观室/隔离病房	√	√	√		√	#	√		√	√
隔离重症监护病房	√	√	√		√	√	√		√	√
可产生气溶胶的操作/可能出现血液体液分泌物等喷溅的操作	√	√	√		√	√	#	√	#	√

（续表）

	手卫生	工作服/工作衣裤	工作帽	医用外科口罩	医用防护口罩	护目镜/面屏	防水靴套	隔离衣	医用防护服	乳胶手套
疑似/确诊病例转运救护车医务人员	√	√	√		√	√	√		√	√
疑似/确诊病例转运救护车司机	√	√	#	√	#			#		√
污染区环境清洁消毒人员	√	√	√		√	√	√		√	√（加戴加厚及肘橡胶手套）
疑似/确诊病例呼吸道标本采集人员	√	√	√		√	√	√		√	√（双层）
常规实验室人员	√	√	√	√		#	#	#		√
核酸检测实验室人员	√	√	√		√	√	√		√	√（双层）
流行病学调查人员（对密切接触者调查）	√	√	√	√	#			#		#
流行病学调查人员（对疑似、确诊、轻症和无症状感染者调查）	√	√			√	#	√		√	
医学观察场所工作人员	√	√	√	√	#	#	#	√		√

（续表）

	手卫生	工作服/工作衣裤	工作帽	医用外科口罩	医用防护口罩	护目镜/面屏	防水靴套	隔离衣	医用防护服	乳胶手套
疑似/确诊病例尸体处理人员	√	√	√		√	√	√		√	√（加戴加厚及肘橡胶手套）
行政管理人员	√	#	√							

备注：√应选择，#评估后根据风险确定。

⑥⑨ 医用防护服资源紧缺时，有什么替代策略？

在医用防护服资源紧缺时，国家卫生健康委员会提出要严格医用防护服的使用范围。《国家卫生健康委办公厅关于加强疫情期间医用防护用品管理工作的通知》国卫办医函〔2020〕98号提出，当医用防护服不足时，可使用紧急医用物资防护服，包括欧盟医用防护服EN14126标准（其中液体阻隔等级在2级以上）并取得欧盟CE认证，或液体致密型防护服（Type 3，符合EN 14605标准）、喷雾致密型防护服（Type 4，符合EN14605标准）、防固态颗粒物防护服（Type 5，符合ISO13982-1&2标准）。

但需要注意的是，紧急医用物资防护服仅用于隔离留观病区（房）、隔离病区（房），不能用于隔离重症监护病区（房）等有严格微生物指标控制的场所。《医疗物资保障组关于疫情期间防护服使用建议的通知》工信明电〔2020〕10号提出，当符合GB19082—2009的一次性无菌医用防护服供给不足时，可以按顺序使用在境外上市符合日标、美标、欧标等标准的一次性无菌医用防护服。

除了使用紧急物资防护服缓解防护服的紧缺状态外，我们还应根据各区域人员暴露风险合理使用防护服，除隔离留观病区（房）、隔离病区（房）和隔离重症监护区（房）外，其他区域和其他区域的诊疗操作原则上不应使用。

防护服的使用中还有以下问题值得关注：① 欧洲标准优先选择带"B"类，经过防生物传染性评估，如Type 3B、Type 4B或 Type 5B，不带"B"类要经过评估后使用。② 使用方是否可对国外防护服二次灭菌还需要循证，因为无论采取何种灭菌方式都不应破坏防护服防护性能。③ 优先选择有胶条款，对接缝处的防喷溅保护防护效果更佳，无胶条款建议用胶带密封暴露拉链和线孔或防护服外加穿隔离衣。④ 海南省等部分省份在防护服紧缺情况下，使用手术衣替代防护服并拍摄了"手术衣替代防护服穿脱方法"等学习视频，此替代策略建议在无气溶胶及血液、体液喷溅等操作的低风险区域使用。

70 防护用品使用中需要注意的细节有哪些？

应根据不同区域、不同操作正确选择防护用品，穿防护用品时在清洁区穿戴，保证覆盖全部皮肤不裸露。

脱卸防护用品存在较大的污染风险，正确规范脱卸防护用品尤为重要，需要注意以下几方面：① 首先脱卸污染最严重的防护用品,如外层手套、隔离衣或防护服。② 最后一步去除口罩或呼吸防护器,脱卸时可暂屏呼吸。③ 避免已污染的防护用品和手造成自我污染,任何时候若不戴手套接触了被污染的防护用品均应进行手卫生,每脱一件防护用品进行一次手卫生。④ 应在周围无未穿戴个人防护用品的人员在场时脱卸防护用品,动作应轻柔、熟练,避免对自己、他人和周围环境造成污染。⑤ 使用正压头套,或佩戴医用防护口罩、N95/KN95及以上颗粒物防护口罩或FFP2以上级别或其他等效口罩或更高级别防护口罩时必须检查密合性,注意长胡须会影响口罩密合性。⑥ 一次性使用医用口罩、医用防护口罩、防护服或者隔离衣等防护用品被患者血液、体液、分泌物等污染时应当立即更换。

当个人防护用品破损时,应做如下处理:

(1)防护服破损:立即离开污染区,严格按照离开污染区时的防护用品脱卸流程摘脱所有防护用品,如需返回污染区工作,需严格按照穿戴流程重新穿戴新的防护用品。

(2)口罩破损:按上述方法立即离开污染区,并进行个人清洁消毒(生理盐水或过氧化氢漱口,并用棉签蘸取酒精或碘伏擦拭鼻孔、外耳道、眼部等皮肤黏膜),并根据暴露情况评估是否需要医学观察。

(3)护目镜破损:脱手套→手卫生(流动水洗手)→生理盐水冲洗眼睛/0.05%碘伏冲洗消毒→75%酒精消毒眼部周围皮肤→手卫生→佩戴清洁护目镜→手卫生。

(4)手套破损:脱掉手套→手卫生(流动水洗手)→重新

戴手套。

71 发热门诊的医务人员,每日工作结束后可以回家吗?

疫情期间发热门诊就诊患者较多,特别是定点医院的发热门诊,医务人员接触新型冠状病毒肺炎疑似或确诊患者的概率较大,在相对封闭的环境中长时间暴露于高浓度气溶胶情况下,经气溶胶传播的风险也增加。尽管医务人员在工作期间进行了合理防护,但由于人群普遍对新型冠状病毒易感,加之发热门诊医务人员在疫情期间工作强度普遍较大,饮食、休息难以规律,机体免疫力下降。为减少与家人之间的交叉感染,发热门诊医务人员每日值班结束后应按照规范脱卸防护用品,沐浴,更衣,尽量在定点场所单间休息,如回家休息,有条件时尽量独处一室。

第五章

环境清洁
消毒

72 有人情况下，医疗机构如何进行空气消毒？

新型冠状病毒肺炎为呼吸道传染病，有条件的医疗机构首选负压隔离病房，受客观条件限制的可采用通风（包括自然通风和机械通风）、循环风紫外线空气消毒器、静电吸附式空气消毒器或其他获得卫生管理部门消毒产品卫生许可批件的空气消毒器进行消毒。具体操作如下：① 通风：开窗通风可根据室外风力和气温，适时进行，每次30分钟，每天2次以上，如条件允许，可持续通风；机械通风可通过安装通风设备，利用风机、排风扇等运转产生的动力，使空气流动。② 循环风紫外线空气消毒器、静电吸附式空气消毒器：新型冠状病毒肺炎患者所处房间可持续开启。③ 其他空气消毒设备其操作方法、注意事项等应遵循产品说明书。④ 不管何种空气消毒模式，医务人员操作时应处于上风向。

73 隔离病房的空气消毒机过滤网应如何维护？

消毒机消毒时应关闭门窗，进风口、出风口不应有物品覆盖或遮挡。消毒器的检修与维护应遵循产品的使用说明，静电吸附式空气消毒器的循环风量（m^3/h）应大于房间体积的8倍以上。

对隔离病房等区域的空气消毒器过滤网进行维护时，维护人员做好个人防护，使用1 000 mg/L的含氯消毒液或

500 mg/L的二氧化氯消毒剂进行擦拭或浸泡消毒,清水冲洗或擦拭干净。疫情期间应适当增加维护频次。

74 医疗机构的集中通风空调有特殊管理要求吗?

(1)负责空调管理维护的设备后勤人员对本院集中通风空调的工作原理、类型、供风范围等特点应全面了解掌握,以确定是否使用中央空调或如何安全使用。

(2)对末端设备(如风机盘管、新风机组、组合式空调机组、空气消毒装置、风管等)定期检查维护,疫情期间增加检查维护频次。

(3)新风入口过滤器至少每周检查一次,进行清洁并消毒,重复使用的粗效过滤器至少20天检查一次,进行清洗消毒;一次性使用粗效过滤器使用期限2个月内进行更换;中效过滤器使用4个月内更换,做好记录,参考下表。

空气过滤器检查周期、评价指标及管理要求

过滤器种类	检查周期	评价指标	管理要求
新风入口过滤器	7 d(多风沙地区宜更短)	网眼被堵塞 > 50%	清洗并消毒
重复使用型粗效过滤器	20 d	网眼被堵塞 > 50%	清洗并消毒
一次性使用型粗效过滤器	≤2 个月	阻力高于额定初阻力 50 Pa	更换
中效过滤器	≤4 个月	阻力高于额定初阻力 60 Pa	更换

（4）空调通风系统的常规清洗消毒应当符合《公共场所集中空调通风系统清洗消毒规范》（WS/T 396—2012）的要求。疫情期间可使用500 ～ 1 000 mg/L含氯（溴）或二氧化氯消毒液进行喷洒、浸泡或擦拭消毒，作用10 ～ 30分钟。对需要消毒的金属部件建议优先选择季铵盐类消毒剂。

（5）有新型冠状病毒肺炎疑似或确诊病例时，立即关闭中央空调，在疾病预防控制中心的指导下，对空调通风系统进行消毒和清洗处理，经卫生学评价合格后方可重新启用。

（6）关注气溶胶的传播：在保持下水管道畅通基础上，对下水管道、空气处理装置水封、卫生间地漏以及空调机组凝结水排水管等的U形管应当定时检查，缺水时及时补水，避免不同楼层间空气掺混。

75 中心负压排气口排出的气体如何处理？

（1）多台真空泵合用排气管时，每台真空泵排气应采取隔离措施。

（2）排气管口应使用耐腐蚀材料，并应采取排气防护措施，排气管道的最低部位应设置排污阀。

（3）真空泵的排气应符合医院环境卫生标准要求。排气口应设置有害气体警示标识。

（4）排气口应位于室外，不应与医用空气进气口位于同一高度，且与建筑物的门窗等其他开口的距离不应少于3 m。

（5）排气口气体的发散不应受季风、附近建筑、地形及其他因素的影响,排出的气体不应转移至其他人员工作或生活区域。

（6）排出的气体最好经过消毒后排出。

76 疑似或确诊新型冠状病毒肺炎患者使用后的呼吸机如何消毒？

使用后呼吸机及附件需要清洁与消毒的主要有外表面、内部管路、外部管路、其他特殊部件等,清洁消毒方式如下图所示。

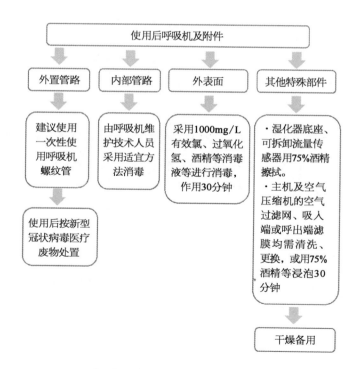

呼吸机及相关附件清洁消毒流程

77 可重复使用的护目镜、防护面屏如何消毒？

（1）留观及隔离病室或污染较重的护目镜、防护面屏用1 000 mg/L含氯消毒剂或其他有效消毒剂浸泡消毒30分钟，清水冲净残留消毒剂干燥后放入清洁干燥容器中备用。

（2）非隔离区面屏或护目镜可使用75%酒精擦拭消毒2遍，或用500 ～ 1 000 mg/L含氯消毒剂或其他有效消毒剂擦拭或浸泡消毒后再用清水冲洗干燥备用。

78 医疗机构需要进行预防性消毒吗？

医疗机构诊疗场所属于较密闭的公共场所，疫情期间强化多部门联防联控工作机制，最大限度减少公众聚集性活动，加强密闭场所通风、消毒等措施，所以疫情期间医疗机构诊疗场所需要进行通风，物表、地面等预防性消毒措施，减少无症状感染者对诊疗环境的污染。在进行预防性消毒，消毒剂浓度不宜过大，如含氯消毒剂的浓度不宜大于1 000 mg/L。

79 医疗机构公共场所高频接触表面包括哪些？ 如何进行清洁消毒？

（1）公共场所的高频接触表面包括：电梯按键、门把手、候诊椅、自助机、楼梯扶手、水龙头、马桶、转运车辆、担架等运输工具。

（2）清洁消毒方法：清洁后首选500～1 000 mg/L的含氯消毒液或500 mg/L的二氧化氯消毒剂擦拭消毒，作用时间30分钟；不耐腐蚀的物表使用75%的乙醇擦拭消毒（两遍），每天至少2～3次。遇污染随时消毒。

（3）根据疫情流行情况、使用频次及污染情况，适当增加消毒频次或使用保护膜等措施，保护膜应"一用一丢弃"。

80 发热门诊、留观病房及隔离病房的物表在清洁消毒时应关注什么？

有少量污染物可用一次性吸水材料（如纱布、抹布等）蘸取5 000～10 000 mg/L含氯消毒液（或能达到高水平消毒的消毒湿巾/干巾）小心移除后再进行清洁消毒。

大量污染物应使用含吸水成分的消毒粉或漂白粉完全覆盖，或用一次性吸水材料完全覆盖后用足量的5 000～10 000 mg/L含氯消毒液喷洒在吸水材料上，作用30分钟以上（或使用能达到高水平消毒的消毒干巾），小心清除干净。清除过程中避免接触污染物，清理的污染物按医疗废物处置。

诊疗设施设备表面以及床围栏、床头柜、家具、门把手、家居等用品有肉眼可见污染物时，应先完全清除污染物再消毒。无肉眼可见污染物时，用1 000 mg/L的含氯消毒液或500 mg/L的二氧化氯消毒剂进行喷洒、擦拭或浸泡消毒，作用30分钟后用清水擦拭或冲洗干净。

⑧ 疑似或确诊新型冠状病毒肺炎患者转出后,如何进行终末消毒?

消毒原则:宜使用微细纤维材料的擦拭布巾和地巾有序进行,遵循由上而下、由里到外、由轻度污染到重度污染的原则。

(1)空气消毒:在无人条件下可选择过氧乙酸、二氧化氯、过氧化氢、次氯酸等消毒剂,采用超低容量喷雾法进行消毒。采用3%过氧化氢、5 000 mg/L过氧乙酸、500 mg/L二氧化氯等消毒液,按照20 ~ 30 mL/m³的用量加入电动超低容量喷雾器中,接通电源,即可进行喷雾消毒。消毒前关好门窗,喷雾时按先上后下、先左后右、由里向外、先表面后空间,循序渐进的顺序依次均匀喷雾。作用时间:过氧化氢、二氧化氯为30 ~ 60分钟,过氧乙酸为1小时。消毒完毕,打开门窗彻底通风。

(2)环境物表消毒:保洁员在二级防护下对环境物表进行擦拭消毒。物体表面和地面采用1 000 mg/L含氯消毒剂、500 mg/L的二氧化氯消毒剂或用含过氧乙酸、过氧化氢消毒湿巾彻底擦拭消毒,并做好记录。

(3)地面、墙壁消毒:有肉眼可见污染物时,应先完全清除污染物再消毒。无肉眼可见污染物时,可用1 000 mg/L的含氯消毒液或500 mg/L的二氧化氯消毒剂擦拭或喷洒消毒。地面消毒先由外向内喷洒一次,喷药量为100 ~ 300 mL/m²。待室内消毒完毕后,再由内向外重复喷洒一次。消毒作用时间应不少于30分钟。

（4）织物按照感染性织物进行处置,具体可参照"疑似、确诊新型冠状病毒肺炎患者使用后的织物如何处理"。

（5）消毒结束后,对保洁工具进行消毒处理。

82 **转运后,车辆和车载设备如何进行终末消毒?**

转运工作结束后,专用车返回后需严格消毒方可再转运下一例患者,具体消毒方法和流程如下图所示。

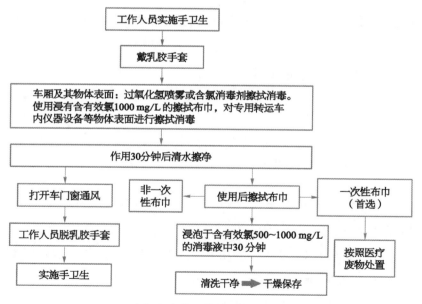

车辆和车载设备终末消毒流程

83 疑似或确诊新型冠状病毒肺炎患者使用后的织物如何处理？

（1）在收集时不应抖动，避免产生气溶胶。双层专用织物袋，应密闭转运。

（2）收集、转运、处置人员应做好个人防护。

（3）衣服、被褥终末消毒时建议均按医疗废物集中处理。无肉眼可见污染物时，若需重复使用，可用流通蒸汽或煮沸消毒30分钟；或先用500 mg/L的含氯消毒液浸泡30分钟，然后按常规清洗。

（4）对于需要复用的感染性织物，在条件允许时，可采用橘红色水溶性包装袋盛装后直接投入洗衣机中，同时进行洗涤消毒30分钟，并保持500 mg/L的有效氯含量。

（5）贵重衣物可选用环氧乙烷方法进行灭菌处理。

84 疑似或确诊新型冠状病毒感染患者的排泄物、分泌物如何处理？

（1）有污水处理系统的机构，患者的排泄物、分泌物可直接排入下水道。

（2）无污水处理系统的机构，疑似、确诊新型冠状病毒肺炎患者的排泄物、分泌物、呕吐物等应有专门容器收集，用含20 000 mg/L含氯消毒剂，按粪药比1∶2浸泡消毒2小时。清除污染物后，应对污染的环境物体表面进行消毒。盛放污染物的容器可用含有效氯5 000 mg/L的消毒剂溶液浸泡消毒30分钟,然后清洗干净。注意消毒过程中的个人防护。

85 不同区域的保洁人员日常保洁时有哪些注意事项?

(1)在保洁人员进驻之前,应针对个人防护、消毒剂配置、清洁消毒方式等内容进行培训。

(2)不宜频繁更换区域保洁人员,尤其是高风险区域。

(3)保洁员应熟记防护用品穿脱流程,穿脱时现场应有人指导。

(4)日常保洁时注意根据暴露风险选择防护用品。隔离病室、咽拭子采样室、检验科核酸检查室等高风险区域,保洁员需要穿工作服、隔离衣或防护服,戴一次性帽子、医用防护口罩、护目镜或防护面屏,以及内戴一次性乳胶手套、外戴长橡胶手套等。

(5)根据感染风险区域选择消毒方法,疫情期间增加清洁消毒频次。不同区域保洁人员熟悉不同区域工作流程,注意清洁顺序,先清洁区、再潜在污染区、最后污染区。清洁消毒方法:S形,从左向右,自上而下,防止回复重复擦拭引起二次污染;先擦轻污染区,再擦重污染区。

(6)注意不同区域的保洁工具应分开使用,用后及时清洁消毒处置,决不可混用。

(7)保洁员工具车物品摆放整齐,分类摆放,洁污分开,及时清洁消毒,防止清洁工具的二次污染。

（8）感控部门等职能科室可对清洁消毒质量进行检查，除目测外，可进行ATP荧光检测、微生物学培养等方法，监测清洁消毒效果。

86 疑似或确诊新型冠状病毒肺炎患者的尸体如何处理？

患者死亡后，要尽量减少尸体移动和搬运，应由经培训的工作人员在做好个人防护后及时进行处理。

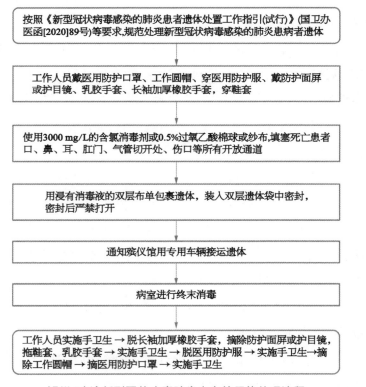

疑似/确诊新型冠状病毒肺炎患者的尸体处理流程

第六章

实验室安全

87 实验室如何预防发生新型冠状病毒肺炎职业暴露？出现职业暴露后，如何处置？

实验室处理及操作技术时，必须遵循实验室管理规定：

（1）禁止在实验室工作区域进食、饮水、抽烟、化妆及处理隐形眼镜。

（2）配备齐全防护用品，熟练掌握并正确穿脱个人防护用品，特别注意要在正确的区域脱卸防护用品，以避免暴露之风险。

（3）实验室所有操作步骤应尽量减少气溶胶等产生。

（4）操作所有潜在感染性材料，包括可能造成感染性材料之喷溅、滴液或气溶胶（如：装卸密闭离心杯、研磨、搅拌、剧烈震荡或混合、超音波破碎、打开盛装感染性材料的容器等），应在生物安全柜内进行，以保护工作台面、操作人员及环境。

（5）离心结束后，静置10～15分钟，再打开离心机。

（6）尽量避免使用注射器及针头作为移液装置或其他装置之替代品。使用后针头、玻片等应立即放入锐器盒，避免锐器伤。

（7）严禁以口吸液。

（8）任何潜在污染物溢出或工作结束时，工作台面必须移除污物、清洁消毒处理。

（9）严格落实手卫生规范，尤其是处理完感染性材料、离开实验室工作区前和进食前。

（10）离开实验室前，必须脱除个人防护用品。

实验室生物安全操作失误或意外的处理：

（1）新型冠状病毒毒株或其他潜在感染性材料污染生物安全柜的操作台造成局限污染：使用有效氯含量为5 000 mg/L消毒液擦拭消毒处理，消毒液需要现用现配，24小时内使用。此后内容中有效氯含量参照此浓度。

（2）含病毒培养器皿碎裂或倾覆造成实验室污染：保持实验室空间密闭，避免污染物扩散，使用5 000 mg/L有效氯消毒液的毛巾覆盖污染区。可以使用过氧化氢消毒器对室内空间进行消毒处理，无条件时可采用20g/L过氧乙酸消毒液用气溶胶喷雾器喷雾，用量8 mL/m^3，作用1 ～ 2小时。

（3）清理污染物严格遵循活病毒生物安全操作要求，采用压力蒸汽灭菌处理，并进行实验室开窗通风或负压换气处理，防止次生危害。

88 检验、处理疑似或确诊新型冠状病毒肺炎患者标本时，实验室人员如何进行防护？

实验室人员防护措施

操　作	生物安全等级	防护级别	防护内容
病毒的分离、培养、滴定、中和试验、活病毒及其蛋白纯化、病毒冻干以及产生活病毒的重组实验等操作	三　级（Biosafety Level 3, BSL-3）	三级防护	个人防护用品：专用工作服、双层乳胶手套、医用防护服、鞋套、护目镜或面罩，推荐呼吸防护器安全设备：生物安全柜、离心控制仪器、压力灭菌器、洗眼设施、沐浴设施

（续表）

操　作	生物安全等级	防护级别	防护内容
使用病毒培养物提取核酸，裂解剂或灭活剂的加入	BSL-3	三级防护	个人防护用品：专用工作服、双层乳胶手套、医用防护服、鞋套、护目镜或面罩，推荐呼吸防护器 安全设备：生物安全柜、离心控制仪器、压力灭菌器、洗眼设施、沐浴设施
裂解剂或灭活剂加入后的操作	BSL-2	三级防护	
以活病毒感染动物、感染动物取样、感染性样本处理和检测、感染动物特殊检查、感染动物排泄物处理等实验操作	BSL-3	三级防护	
未经培养的感染性材料在采用可靠的方法灭活前进行的病毒抗原检测、血清学检测、核酸提取、生化分析，以及临床样本的灭活等操作	BSL-2	三级防护	
感染性材料或活病毒在采用可靠的方法灭活后进行的核酸检测、抗原检测、血清学检测、生化分析等操作	BSL-2	二级防护	个人防护用品：工作服、双层乳胶手套、隔离衣、医用防护口罩、呼吸防护器以备需要 安全设备：生物安全柜、洗眼装置、通风设施
分子克隆等不含致病性活病毒的其他操作	BSL-1	一级防护	个人防护用品：工作服、乳胶手套、帽子、医用外科口罩

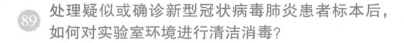

89 处理疑似或确诊新型冠状病毒肺炎患者标本后，如何对实验室环境进行清洁消毒？

工作期间使用动态消毒机进行空气消毒，终末处理后建议开窗通风。每日至少两次对实验室环境及物体表面进行消毒，包括离心机、生物安全柜、操作台面、冰箱、冷冻柜、压力蒸汽灭菌器、门把手、电话、桌椅等，用含有效氯 1 000 mg/L 的含氯消毒液擦拭或湿拖消毒，作用 30 分钟后再用清水擦拭、打扫干净。

发生标本溢出、离心管破裂等导致感染性物质污染时随时消毒，少量污染物可用一次性吸水材料（如纱布、抹布等）蘸取 10 000 mg/L 的含氯消毒液小心移除。大量污染物应使用一次性吸水材料完全覆盖后用足量的 10 000 mg/L 的含氯消毒液浇在吸水材料上，作用 30 分钟以上小心清除干净。污染物移除后，再使用含有效氯 1 000 mg/L 的含氯消毒液擦拭。离心机内腔应消毒 2 次。清除过程中避免接触污染物，清理的污染物按医疗废物集中处置。有人条件下，不建议喷洒消毒。

被血液或其他体液污染的设备在实验室内或外送商家进行维修之前，应先进行清洁和消毒。无法彻底消毒的设备必须贴上生物危害的标签。

在处理溅溢的样品或严重污染的工作面时，应戴上手套和其他个人防护装备，使用合适的清洁剂清除所有的溅溢物。

90 为疑似新型冠状病毒肺炎患者采集咽拭子/鼻咽拭子时工作人员应如何做好防护？

为疑似新型冠状病毒肺炎患者采集咽拭子/鼻咽拭子时，系可能产生气溶胶的操作，应采取空气隔离措施，医务人员遵循三级防护要求：佩戴医用防护口罩并进行密合性能检测，做好眼部防护，如佩戴护目镜或面罩、穿医用防护服、佩戴双层乳胶手套和帽子等个人防护装备。操作应当在通风良好的房间内进行，房间中人数限制在工作所需最低数量，以防气溶胶或飞沫暴露风险。

91 新型冠状病毒标本转运和管理中有哪些注意事项？

（1）国内运输：新型冠状病毒毒株或其他潜在感染性生物材料的运输包装分类属于A类，对应的联合国编号为UN2814，包装符合国际民航组织文件Doc9284《危险物品航空安全运输技术细则》的PI602分类包装要求；环境样本属于B类，对应的联合国编号为UN3373，包装符合国际民航组织文件Doc9284《危险物品航空安全运输技术细则》的PI650分类包装要求；通过其他交通工具运输的可参照以上标准包装。

新型冠状病毒毒株或其他潜在感染性材料运输应当按照《可感染人类的高致病性病原微生物菌（毒）种或样本运输管理规定》（卫生部令第45号）办理《准运证书》。

（2）国际运输：新型冠状病毒毒株或样本在国际间运输的，应当规范包装，按照《出入境特殊物品卫生检疫管理规定》办理相关手续，并满足相关国家和国际相关要求。

（3）毒株和样本管理：新型冠状病毒毒株和相关样本应当由专人管理，准确记录毒株和样本的来源、种类、数量、编号登记,采取有效措施确保毒株和样本的安全,严防发生误用、恶意使用、被盗、被抢、丢失、泄露等事件。

（4）负责样本包装和运输的人员应当经过感染性物质包装、运输相关的生物安全培训,并取得相应资格。

（5）样本运输前应当联系接收机构实验室,告知样本送检目的、样本种类、数量和预计送达的时间等。

（6）包装合格的样本（三层包装系统）可通过航空、陆路运输和院内转运。陆路运输应专车运输,并由2名或以上经培训合格的人员护送。院内转运应专人使用标本专用转运箱负责转运,按照医院规定的行走路线,应避免人多拥挤和穿过其他病房楼内。运输途中样本主容器应始终保持直立,运输车辆内或箱内应携带具备清单及有效物品的应急处置箱（包）,其中包括个体防护装备、感染性材料溢洒处置器具、皮肤及创口处置器具、医疗废物收集器具以及"生物危险""禁止通过"等警示标识。有关单位或者个人不得通过公共电（汽）车和城市铁路运输相关样本。

92 疑似或确诊新型冠状病毒肺炎患者产生的实验室废弃物如何处置?

（1）开展新型冠状病毒相关实验活动的实验室,应当制定废弃物处置程序文件及污物、污水处理操作程序。

（2）所有的危险性废弃物必须依照统一规格化的容器和标示方式,完整并且合规地标示废弃物内容。

（3）应当由经过适当培训的人员使用适当的个人防护装备和设备处理危险废弃物。

（4）废弃物的处理措施：废弃物的处理是控制实验室生物安全的关键环节，切实安全地处理感染性废弃物，必须充分掌握生物安全废弃物的分类，并严格执行相应的处理程序。

（5）废液的处理：实验室产生的废液可分为普通污水和感染性废液。① 普通污水产生于洗手池等设备，对此类污水应当单独收集，排入实验室水处理系统，经处理达标后方可排放，医院现有合格的污水处理系统的，按现流程不需要进行特殊处理。② 感染性废液即在实验操作过程中产生的废水，采用化学消毒或物理消毒方式处理，并对消毒效果进行验证，确保彻底灭活，可按传染病医院污水排放的标准进行定期的及感染标本处理后的随机检测。③ 工作人员应当及时处理废弃物，不得将废弃物带出实验区。

（6）固体废物的处理：① 固体废物分类收集，固体废物的收集容器应当具有不易破裂、防渗漏、耐湿耐热、可密封等特性。实验室内的感染性垃圾不允许堆积存放，应当及时压力蒸汽灭菌处理。废物处置之前，应当存放在实验室内指定的地方安全暂存。② 小型固体废物如组织标本、耗材、个人防护装备等均需经过压力蒸汽灭菌处理，再沿医疗废物通道移出实验室，如果无医疗废物通道的密闭运送移出。③ 体积较大的固体废物（如HEPA过滤器），应当由专业人士进行原位消毒后，装入安全容器内进行消毒灭菌。不能进行压力蒸汽灭菌的物品如电子设备可以采用环氧乙烷灭菌等方法处理。④ 经消毒灭菌处理后移出实验室的固体废物,集中交由固体废物处理单位处置。⑤ 实验过程如使用锐器(包括针头、小刀、金属和玻璃等)要直接弃置于锐器盒内,压力蒸汽灭菌后,再做统一处理。

（7）建立废弃物处理记录: 定期对实验室排风HEPA过滤器进行检漏和更换,定期对处理后的污水进行监测,采用生物指示剂监测压力蒸汽灭菌效果。

第七章

集中隔离点
管理

93 集中隔离点主要收治哪些人群?

集中隔离点主要收治新型冠状病毒肺炎确诊、疑似病例的密切接触者。《新型冠状病毒肺炎防控方案(第五版)》要求,密切接触者应采取集中隔离医学观察,不具备条件的地区可采取居家隔离医学观察,并加强对居家观察对象的管理。医学观察期限为自最后一次与病例无有效防护的接触后14天,密切接触者在医学观察期间若核酸检测阴性,仍需持续隔离至观察期满,排除疑似病例后,其密切接触者可解除医学观察。

94 集中隔离点的位置选择和布局流程设计中有哪些注意事项?

集中隔离点应选择下风向、相对偏远、交通便利区域、距人口密集区较远(原则上大于500米)、相对独立的场所,应当具有独立的化粪池,不得在医疗机构设置集中隔离点。

集中隔离点应分设密切接触者入口与工作人员入口,且在密切接触者入口处设置醒目标识,以警示附近居民;隔离点内部根据需要进行分区,一般分为生活区、物资保障供应区和隔离观察区等,分区标识明确;确诊病例密切接触者与疑似病例密切接触者相对分区,宜设置在不同楼层;设置单间,且有良好的通风条件和独立的卫生间。

集中隔离点应配备哪些防控物资？

集中隔离点应配备以下防控物资：① 消毒剂及配置容器，如含氯消毒剂、75%乙醇、含氯消毒剂测试试纸、加盖容器等。② 清洁工具，如清洁毛巾、地巾或拖把、消毒湿巾等。③ 手卫生设施设备，如医用洗手液、快速手消毒剂、干手纸巾等。④ 防护用品，如医用外科口罩、医用防护口罩、帽子、防渗透隔离衣、防水胶鞋、护目镜或防护面屏等。

96 集中隔离点的防控要点有哪些？

（1）医学观察对象安置：密切接触者应采取集中医学观察，不具备条件的地区可采取居家隔离，并加强对居家观察对象的指导和管理。对以下特殊人群中的密切接触者，需予以特殊考虑：① 对14岁及以下的儿童密切接触者，如父母或家人均为密切接触者，首选集中隔离医学观察，在做好个人防护和保持人际距离情况下，儿童与父母或家人同居一室；如仅儿童为密切接触者，可在社区医务人员指导下，做好个人防护和保持人际距离情况下，由家人陪同居家隔离；有基础疾病的人员和老年人不能作为儿童的陪护人员。② 对于半自理及无自理能力的密切接触者，原则上实施集中隔离医学观察措施，由指定人员进行护理。如确实无法进行集中隔离医学观察，可在社区医务人员指导下，采取居家隔离医学观察，有基础疾病的人员和老年人不能作为陪护人员。

（2）环境的清洁消毒：① 室内空气（包括隔离房间、走道及其他公共区域）：首选加强通风，保证有充足的新风输入，无通风条件可使用动态空气消毒机进行空气消毒。② 做好物体表面（包括隔离房间、公共活动区域的桌面、台面、地面等）的清洁消毒。③ 做好织物管理，具体可参照"疑似或确诊新型冠状病毒肺炎患者使用后的织物如何处理"。④ 餐具：首选一次性餐具，可重复使用餐具可煮沸消毒15 ～ 30分钟。⑤ 转为确诊或疑似病例的隔离房间的终末消毒由当地疾病预防控制中心专业人员处置。

（3）防护用品选择：根据不同风险人群防护用品选择指南选择适宜的防护用品，医疗废物转运人员应佩戴医用外科口罩、帽子、防护面屏、防水围裙、防水鞋、橡胶手套，且每次工作完成后用1 000 mg/L含氯消毒剂浸泡消毒可复用的防护用品。

（4）做好医疗废物与污水管理。

（5）各地区疫情防控指挥部应组织协调本地专业人员，在隔离点工作人员进驻前，对其进行培训，确保现场工作人员能够掌握个人防护、消毒剂配置、手卫生、污水监测、医疗废物处置等相关知识，规范开展各项工作。

97 集中隔离点产生的生活垃圾属于医疗废物吗？医疗废物如何处理？

密切接触者产生的生活垃圾具有潜在生物污染风险，在诊疗活动中产生的生活垃圾与医疗废物均应按照医疗废物处置。隔离点工作人员生活区产生的生活垃圾目前下发的规范未做明确规定，但在疫情期间，为有效防止疾病传播，可参照《国家卫生健康委办公厅关于做好新型冠状病毒感染的肺炎疫情期间医疗机构医疗废物管理工作的通知》国卫办医函〔2020〕81号要求，按照医疗废物处置。

集中隔离点内的医疗废物处置方式参照"新型冠状病毒肺炎疫情期间，医疗废物管理有哪些特殊要求？"，但由于集中隔离点大多设置于宾馆内，且工作人员从多个部门或单位抽调临时组成，在医疗废物管理中存在以下容易被忽视的细节问题：① 医疗废物包装袋不符合《医疗废物专用包装物、容器的标准和警示标识的规定》；② 封扎方式不正确；③ 隔离点内未设置医疗废物专用运送工具，从隔离房间手提至暂存点；④ 医疗废物暂存位点设置不合理或者露天存放；⑤ 医疗废物转运人员防护不足或防护过度。针对这些问题，应严格按照《国家卫生健康委办公厅关于做好新型冠状病毒感染的肺炎疫情期间医疗机构医疗废物管理工作的通知》要求进行规范管理。

98 集中隔离点产生的污水在处理中有哪些注意事项？

一般生活用建筑物设计上配套有三格式化粪池，集中隔离点选址时尽量选择配备有化粪池的场所，污水排向市政管网前，在化粪池的第一格定期投放含氯消毒剂，消毒1.5小时后,总余氯量10 mg/L,消毒后污水应当符合《医疗机构水污染物排放标准》GB18466—2005。

目前各地区均为卫生、环保、公安等多部门联防联控抗疫模式,没有修建集中化粪池的集中观察点,疫情防控指挥部可协调环保部门安装符合要求的小型污水处置设备,或参照疑似、确诊新型冠状病毒感染患者的排泄物、分泌物处理要求,使用专门容器收集排泄物,消毒处理后再排放。

第八章

医疗废物与
污水管理

99 新型冠状病毒肺炎疫情期间，医疗废物管理有哪些特殊要求？

除遵循医疗废物管理的常规要求以外，还应注意以下几点：

（1）分类：新型冠状病毒肺炎患者及疑似患者在就诊过程中产生的所有废弃物，包括医疗废物、生活垃圾等均应按"新型冠状病毒肺炎"医疗废物处理。

（2）收集、包装、院内转运：① 医疗废物收集桶应为脚踏式并带盖，达到3/4满时应当使用双层包装袋盛装，采用鹅颈结式封口，分层封扎。② 锐器盒密闭后外套黄色医疗废物专用包装袋，避免包装物破损。③ 含病原体的标本和相关保存液等高危险废物，在产生地点进行压力蒸汽灭菌或者化学消毒处理后再转运。④ 在离开污染区前应当对包装袋表面采用1 000 mg/L的含氯消毒液均匀喷洒消毒或在其外面加套一层医疗废物包装袋。⑤ 标签除常规内容外，还应在特别说明中标注"新型冠状病毒肺炎"或者简写为"新冠"的标识。⑥ 专人收集，做好防护，按规定路线转运至暂存处。

（3）暂存处管理：单独区域存放，专人管理，并尽快交由医疗废物处置单位处置，存放时间最长不超过24小时。每日两次1 000 mg/L含氯消毒剂对暂存处墙壁和地面消毒，冲洗液应排入医疗机构内的污水处理系统。与其他医疗废物分开填写转移联单，并建立专用台账。

（4）运送与处置：医疗废物处置单位需要固定专用车辆、专人负责，不与其他医疗废物混装，每次卸载完毕必须消毒。

应该随到随处置,在处置单位最长贮存时间不超过12小时。

100 新型冠状病毒肺炎定点医疗机构污水处理中,有哪些注意事项?

(1)对于已建设污水处理设施的,应强化工艺控制和运行管理,采取有效措施,确保达标排放;对于未建设污水处理设施的,应参照《医院污水处理技术指南》《医院污水处理工程技术规范》等,因地制宜建设临时性污水处理罐(箱),禁止污水直接排放或未达标排放。不得将固体传染性废物、各种化学废液弃置和倾倒排入下水道。

(2)污水最有效的消毒方法是投加消毒剂,消毒剂来源有两类,一类是直接投加化学消毒剂,另一类是使用产生消毒剂的设备。

(3)消毒剂投加量: ① 采用液氯、二氧化氯、氯酸钠、漂白粉或漂白精消毒时,参考有效氯投加量为50 mg/L。消毒接触池的接触时间≥1.5小时,余氯量大于6.5 mg/L(以游离氯计),粪大肠菌群数 < 100 MPN/L。若因现有氯化消毒设施能力限制难以达到前述接触时间要求,若接触时间为1小时,余氯大于10 mg/L(以游离氯计),参考有效氯投加量为80 mg/L,粪大肠菌群数 < 100 MPN/L;若接触时间不足1小时,投氯量与余氯还需适当加大。② 臭氧消毒:采用臭氧消毒,污水悬浮物浓度应小于20 mg/L,接触时间大于0.5小时,投加量大于50 mg/L,大肠菌群去除率不小于99.99%,粪大肠菌群数 < 100 MPN/L。

第九章

工作流程

101 普通病区医护人员接诊感染防控流程

```
医护人员开始诊疗活动前
```

```
每日测量生命体征（体温、脉搏、呼吸、血压等）
新入院详细询问症状（发热、乏力、干咳等）及流行病学史
```

```
无发热和/或呼吸道症状，          有发热和/或呼吸道症状，
无流行病学史                  有流行病学史
```

```
实施常规诊疗护理             指导患者(含陪同人员)正确佩戴医用
                         外科口罩，立即将患者转入应急隔离
                         病室，实施单人单间隔离
```

```
严格限制陪护/探视人数和探视时间
（每位患者限1名固定陪护人员）     医护人员实施手卫生→戴医用防护口
                         罩→戴工作圆帽→穿隔离衣→戴乳胶
                         手套(根据需要穿医用防护服、戴护目
确需留陪护者                 镜或防护面屏)实施专人诊疗护理
发放一次性陪护证，凭陪护证出入
```

```
指导陪护/探视人员正确佩戴口罩     根据本院规定上报相
                         关科室，如：医务处、     实验室检测
                         护理部、防保科、医院     影像学检查
陪护/探视人员进入病区前均须测量     感染管理科
体温，医护人员详细询问有无发热
和/或呼吸道症状、流行病学史                根据需要组织专家会诊
```

有   无   排除疑似病例   疑似病例

```
安排专人按照      做好陪护/探视
指定路线引导      人员个人信息     实施常规诊疗        转入隔离病区或
至预检分诊点      登记、手卫生     护理             定点医院规范治疗
或发热门诊       与个人防护知
             识宣教
```

```
对床单元、环境、物体表面、地面、空气实施终末清洁消毒
```

102 发热门诊感染防控流程

依据《关于加强重点地区重点医院发热门诊管理及医疗机构内感染防控工作的通知》（国卫办医函〔2020〕102号）文件要求，加强发热门诊感控管理

| 布局科学合理、洁污分开，加强通风，空调独立设置，入口处配备速干手消毒剂 | 患者管理 | 工作人员 | 环境管理 | 医疗废物管理 |

区域内及各诊室均应配备符合要求便捷可取的手卫生设施及用品

患者均佩戴医用外科口罩

在标准预防的基础上采取飞沫、接触、预防

每日对空气、物体表面、地面进行清洁消毒；患者出院后终末消毒（二级防护）

遵循《国家卫生健康委办公厅关于做好新型冠状病毒感染的肺炎疫情期间医疗机构医疗废物管理工作的通知》（国卫办医函〔2020〕81号）

污染区配置足够留观室（单人单间并设卫生间）疑似患者及时隔离、报告

候诊区域应通风良好，避免人群聚集，有流行病学史患者单独分区候诊

认真落实手卫生规范严格按照区域要求规范使用个人防护用品

| 特殊诊室 | 普通诊室 |

| 相对独立，专门用于接诊新型冠状病毒肺炎可能性较大的患者 | 用于接诊病因明确的发热，新型冠状病毒肺炎可能性较小患者 |

103 急诊抢救室感染防控流程

按照《关于印发医疗机构内新型冠状病毒感染预防与控制技术指南(第一版）的通知》（国卫医办医函〔2020〕65号）等要求，急诊科合理设置隔离区域，满足疑似或确诊患者就地隔离和救治的需要，急诊抢救室固定护士实施24小时值班制

急诊科抢救室医护人员进入工作人员更衣室，实施手卫生

穿工作服→戴医用防护口罩→戴帽子→穿隔离衣→根据需要戴护目镜或防护面屏→一次性乳胶手套，进入急诊抢救室

患者佩戴医用外科口罩，医护人员详细询问流行病学史，有无发热或呼吸道症状等，检测生命体征

有 　　　　　　　　　　　　　　无

立即将患者转入隔离单间或隔离区域 　　　按照急诊患者分诊级别给予相应救治

紧急抢救濒危患者，应立即行急诊医学检验和影像学检查，根据患者病情，请相应专科医师进行急会诊

确定为疑似病例 　　　　　　　　排除疑似病例

专门路线（开放空间）转运至发热留观病房 　　常规诊疗流程

患者转出后，做好终末消毒和记录（消毒时按照二级防护）

按照"新冠"医疗废物处置要求进行处置

手卫生→按规范脱防护用品→手卫生

104 急诊创伤处置室感染防控流程

医护人员进入工作人员更衣室，实施手卫生

↓

穿工作服→戴医用防护口罩→戴帽子→穿隔离衣→带一次性乳胶手套

↓

患者佩戴医用外科口罩，医护人员详细询问有无发热和/或呼吸道症状、流行病学史

有 ↓　　　　　　　　　　　　　　　　　无 ↓

专门路线（开放空间）转运至发热留观病房，启动疑似病例处置流程　　　　进入清创室，按照常规流程处理

↓

操作结束，一次性用品按"新冠"医疗废物处置，重复使用诊疗器械就地进行预消毒，再密闭转运至消毒供应中心处置，转运箱标注"新冠"

↓

地面、物体表面、空气等进行终末消毒

↓

手卫生→按照规范脱防护用品→手卫生

105 血液透析患者接诊感染防控流程

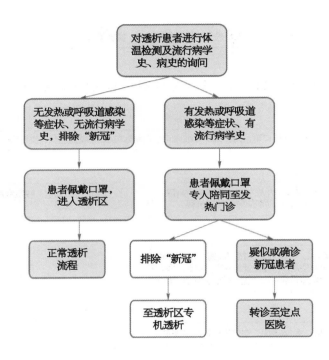

106 产科门诊感染防控流程

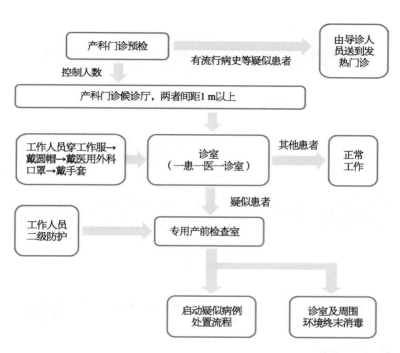

备注：1）严格执行"一人一医一诊室"。
　　　2）严格遵循手卫生。
　　　3）听诊器及诊室其他诊疗器械使用后用75%酒精或1000 mg/L有效氯擦拭。
　　　4）工作结束后，常规诊室及周围环境进行终末清洁消毒。

107 疑似/确诊新型冠状病毒肺炎孕妇待产及分娩感染防控流程

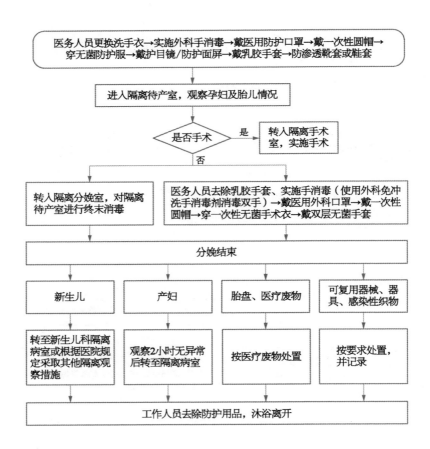

108 疑似/确诊新型冠状病毒肺炎母亲分娩的新生儿处置流程

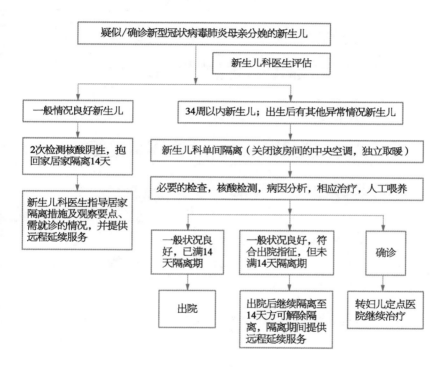

疑似/确诊新型冠状病毒肺炎患者手术感染防控流程

非急诊手术，原则上延后择期进行

接到手术通知单，准备负压/感染手术间（非负压应关闭层流）

手术室护士、麻醉师实施手卫生，根据手术名称分别准备手术必须的物品、药品，检查仪器设备性能，合格后关闭手术间门

开始手术前

手术相关人员进入缓冲前室分别按要求实施手卫生

上手术台医护人员依次更换洗手衣、医用防护口罩、圆帽

戴医用防护口罩→戴圆帽→戴护目镜→穿医用防护服→戴乳胶手套，必要时戴防护面屏或呼吸头罩

进入缓冲前室，戴护目镜→穿医用防护服→穿脚背全防护鞋及鞋套→实施手卫生，必要时戴防护面屏或呼吸头罩

手术间门外悬挂"新冠"标识限制与手术无关人员进出

洗手及手消毒

接手术患者进入手术间

进入负压/感染手术间→戴第一层医用无菌手套→穿一次性无菌防渗手术衣→戴第二层医用无菌手套→包裹手术衣袖口

开始手术

术后手术人员在手术间依次脱去外层手套、无菌手术衣、鞋套→手卫生→脱防护面屏或呼吸头罩→脱防护服→手卫生→出手术间（其间每脱一件防护用品或一旦手被污染应行手卫生）

摘除护目镜→摘医用防护口罩→手卫生

返回非限制区→沐浴→更衣→离开

备注：建议护目镜戴在防护服里面，如护目镜系带太大，不适宜戴在防护服里面，也可戴在防护服外面

110 疑似/确诊新型冠状病毒肺炎患者手术后负压/感染手术间终末处理流程

```
                        ┌──────────────┐
                        │   手术结束    │
                        └──────────────┘
                               │
                ┌──────────────────────────────┐
                │  患者转移出负压/感染手术间      │
                └──────────────────────────────┘
                               │
   ┌──────────┬───────────────┬────────────────┬──────────┐
   │          │               │                │          │
┌────────┐ ┌────────┐ ┌──────────────┐ ┌──────────────┐ ┌────────┐
│医疗用品/│ │负压手术间│ │普通感染手术间  │ │保洁人员│
│物品    │ └────────┘ └──────────────┘ └────────┘
└────────┘
```

医疗用品/物品

复用医疗器械 | 一次性医疗用品和其他医疗废物

1000 mg/L有效氯预处理后采用双层黄色塑料袋密闭包装，放入标注"新冠"器械转运箱

集中放入双层包装袋盛装，鹅颈结式封口，分层封；锐器放入锐器盒内密闭封装。外包装特别注明"新冠"标识

电话联系并专人运送至消毒供应中心，做好交接记录

电话联系专业回收人员，做好交接记录

负压手术间

关闭层流和送风

使用过氧乙酸/过氧化氢喷雾消毒器或双模式过氧化氢机器人消毒机密闭消毒1~2小时，或采取其他有效的空气消毒方式

开启负压层流与通风30分钟

通知专人及时更换负压手术间高效过滤器

普通感染手术间

使用过氧乙酸/过氧化氢喷雾消毒器或双模式过氧化氢机器人消毒机密闭消毒1~2小时，或采取其他有效的空气消毒方式

保洁人员

空气消毒结束

专用车备齐清洁消毒及手卫生物品

缓冲前室

穿戴二级防护用品

(1) 地面和器械台、设备、操作台等表面，使用1000 mg/L含氯消毒剂或其他有效消毒剂擦拭，保持30分钟后再用清水擦拭干净。
(2) 有患者血迹、体液等污染的物表，先使5000 mg/L含氯消毒剂或其他有效消毒剂处理，再按照常规消毒要求进行消毒处理。
(3) 转运床处理：床垫拆卸竖起，放置在手术间内接受汽化过氧化氢消毒机消毒处理，转运床物表按照手术间物表处理方法同法实施。
(4) 洁具（抹布、拖把）1000 mg/L含氯消毒剂，按消毒→清洗→消毒→干燥备用。首选机械清洗、热力消毒干燥。

⑪ 手术部(室)重复使用手术器械、器具和物品预处理及回收流程

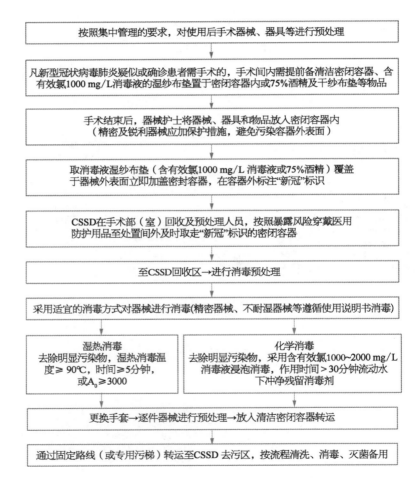

按照集中管理的要求，对使用后手术器械、器具等进行预处理

凡新型冠状病毒肺炎疑似或确诊患者需手术的，手术间内需提前备清洁密闭容器、含有效氯1000 mg/L消毒液的湿纱布垫置于密闭容器内或75%酒精及干纱布垫等物品

手术结束后，器械护士将器械、器具和物品放入密闭容器内
（精密及锐利器械应加保护措施，避免污染容器外表面）

取消毒液湿纱布垫（含有效氯1000 mg/L 消毒液或75%酒精）覆盖
于器械外表面立即加盖密封容器，在容器外标注"新冠"标识

CSSD在手术部（室）回收及预处理人员，按照暴露风险穿戴医用
防护用品至处置间外及时取走"新冠"标识的密闭容器

至CSSD回收区→进行消毒预处理

采用适宜的消毒方式对器械进行消毒(精密器械、不耐湿器械等遵循使用说明书消毒)

湿热消毒
去除明显污染物，湿热消毒温
度≥90℃，时间≥5分钟，
或A_0≥3000

化学消毒
去除明显污染物，采用含有效氯1000~2000 mg/L
消毒液浸泡消毒，作用时间＞30分钟流动水
下冲净残留消毒剂

更换手套→逐件器械进行预处理→放入清洁密闭容器转运

通过固定路线（或专用污梯）转运至CSSD 去污区，按流程清洗、消毒、灭菌备用

⑪ 内镜（喉镜、消化内镜、支气管镜）的感染防控流程

非急诊原则上延后择期进行

操作前应进行手卫生

戴医用外科口罩，必要时穿戴医用防护口罩、工作帽、防渗透隔离衣、乳胶手套、护目镜或防护面屏

诊疗结束后对使用后内镜进行床旁预处理

按照《软式内镜清洗消毒技术规范》进行清洗消毒

医护人员脱手套后洗手，摘脱其他个人防护用品

防护用品污染时及时更换或消毒

诊断室内进行环境终末消毒

⑬ 新型冠状病毒肺炎疫情期间软式内镜清洗消毒流程

预处理：及时去污，建议用酶液（建议带消毒功能）或75%酒精湿纱布擦去外表面污物，并用酶液（建议带消毒功能）或0.2%~0.35%过氧乙酸等浸泡

清洗及漂洗：严格按照《软式内镜清洗消毒技术规范WS 507-2016》要求处理，整个清洗过程应尽量保持在水面下操作，注意防溅

消毒及灭菌：优先选择全自动内镜清洗消毒机，并加强洗消机自身消毒及维护，消毒液按《软式内镜清洗消毒技术规范WS 507-2016》要求选择，并遵循产品说明书使用

干燥及储存：使用75-95%乙醇灌注所有管道，按《软式内镜清洗消毒技术规范WS 507-2016》要求进行干燥及储存

清洗槽及漂洗槽每次使用后用1000 mg/L含氯消毒剂或75%酒精或符合要求的消毒湿巾进行擦拭消毒。每日诊疗结束后应对所有槽进行彻底刷洗及消毒

114 疑似/确诊新型冠状病毒肺炎患者复用诊疗器械、器具使用部门预处理流程

科室对使用后器械、器具等就地进行预处理

建议防护到位基础上先用流动水去除明显污染物

采用含消毒作用的酶液浸泡或含有效氯1000 mg/L 消毒液等消毒液浸泡，浸泡时间参照说明书

用流动水冲去消毒液后擦干

置于专用密闭容器内做好"新冠"标记

CSSD及时单独回收

115 疑似/确诊新型冠状病毒肺炎患者使用后诊疗器械、器具和物品回收流程

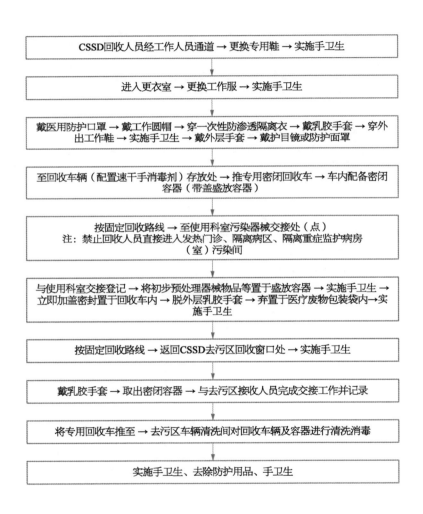

CSSD回收人员经工作人员通道 → 更换专用鞋 → 实施手卫生

进入更衣室 → 更换工作服 → 实施手卫生

戴医用防护口罩 → 戴工作圆帽 → 穿一次性防渗透隔离衣 → 戴乳胶手套 → 穿外出工作鞋 → 实施手卫生 → 戴外层手套 → 戴护目镜或防护面罩

至回收车辆（配置速干手消毒剂）存放处 → 推专用密闭回收车 → 车内配备密闭容器（带盖盛放容器）

按固定回收路线 → 至使用科室污染器械交接处（点）
注：禁止回收人员直接进入发热门诊、隔离病区、隔离重症监护病房（室）污染间

与使用科室交接登记 → 将初步预处理器械物品等置于盛放容器 → 实施手卫生 → 立即加盖密封置于回收车内 → 脱外层乳胶手套 → 弃置于医疗废物包装袋内 → 实施手卫生

按固定回收路线 → 返回CSSD去污区回收窗口处 → 实施手卫生

戴乳胶手套 → 取出密闭容器 → 与去污区接收人员完成交接工作并记录

将专用回收车推至 → 去污区车辆清洗间对回收车辆及容器进行清洗消毒

实施手卫生、去除防护用品、手卫生

116 疑似/确诊新型冠状病毒肺炎患者使用可复用负压吸引瓶清洗处理消毒处理流程

优先选择一次性负压吸引装置
如为可复用吸引装置，应严格进行清洗消毒

工作人员实施手卫生后采取三级防护，穿工作衣裤→戴医用防护口罩→戴圆帽→穿防护服→戴护目镜→戴乳胶手套→穿鞋套及防渗透靴套→加戴长袖加厚橡胶手套，必要时加戴防护面屏，有条件时戴全面型呼吸器

在污物间打开负压吸引瓶盖，加入含氯消毒液至浓度为20000 mg/L，搅匀放置2小时后将分泌物倾倒入医院排污管道无害化处理

将引流瓶完全浸没于有效氯2000~5000 mg/L消毒液浸泡消毒30分钟，而后在流动水下冲洗负压吸引瓶、附件及连接管，去除明显污染物

用专用毛刷对负压吸引瓶瓶口、瓶底、瓶身、瓶内腔体内壁、瓶塞以及连接管表面及管路进行流动水冲刷至清洁，而后再次将负压吸引瓶及附件完全浸没于盛装有效氯1000 mg/L消毒液的加盖容器中浸泡消毒30分钟

更换长袖加厚橡胶手套，再次流动水下冲洗负压吸引瓶各个附件部位，彻底去除残留消毒剂；将负压吸引瓶及各附件的表面及管路内水分沥干；组装负压吸引瓶及各附件，而后置清洁塑料袋或容器内密封保存

117 疑似/确诊新型冠状病毒肺炎疫情期间空气消毒流程

工作人员实施手卫生，依据各区域管理要求，穿戴好个人防护用品

根据区域设置[预检分诊、发热门诊、隔离病区（房）、隔离重症监护病房（室）、普通门诊、普通病区（房）等]及医院实际情况采取空气消毒措施

非负压病区

负压区域，依据《医院负压隔离病房环境控制要求》GB/T 35428-2017

自然通风或机械通风

紫外线

空气消毒器

保证气流流向从清洁区→潜在污染区→污染区方向流动

相邻区域压差≥5 Pa；负压程度由高到低，依次为隔离病房卫生间（-15 Pa）→隔离病房房间（-10 Pa）→缓冲间（-5 Pa）→潜在污染区走廊（-5 Pa）清洁区气压相对室外大气压应保持正压(0)

每日2~3次，每次30分钟

每日2~3次，每次≥30分钟

依据产品说明书操作方法、注意事项等进行消毒

负压隔离病房污染区和潜在污染区换气次数宜为10~15次/小时

新型冠状病毒肺炎患者出院后，负压病室回风口过滤网应及时更换，并用消毒剂擦拭回风口内表面

做好空气消毒、监测记录

118 医疗机构新型冠状病毒肺炎疫情期间空调管理

（1）继续使用

⬇

关小或完全关闭回风阀门，全开新风阀，开启排风系统

⬇

每周清洗、消毒过滤网、过滤器、送风口和回风口一次

⬇

可使用500～1000 mg/L含氯（溴）或二氧化氯等消毒液，进行喷洒、浸泡或擦拭，作用10～30分钟

（2）暂停使用

⬇

疫情结束后重新开通前，应由具有清洗消毒资质的专业机构对集中空调通风系统清洗消毒或更换一次部件

⑴⑨ 发热门诊、隔离病房复用洁具的清洗消毒流程

发热门诊、隔离病房环境物表清洁的抹布、拖布均应做到一室一用（优先选择一次性布巾进行清洁消毒），医护人员操作前按照规范要求做好必要的防护

使用一次性醇类或过氧化氢等湿巾或一次性治疗巾浸消毒液进行室内物表擦拭

病房内物表及地面可重复使用的抹布及拖布，使用后分别放置于 1000 mg/L 有效氯专用清洗容器内浸泡消毒 30 分钟

擦拭使用过的湿巾或一次性治疗巾作为感染性医疗废弃物收集处理

浸泡后的抹布、拖布用流动水进行漂洗沥去水分，装入双层感染性织物带内，扎口贴标签，外送清洗公司或医院洗衣房机械清洗、热力消毒，干燥备用

120 发热门诊及隔离病房医用织物处置流程

发热门诊及隔离病房的医用织物包括：患者使用后的衣物、床单、被套、枕套、病床隔帘、窗帘，医护人员使用的工作服、洗手衣裤、重复使用的隔离衣，以及保洁用抹布和拖布等

使用后的感染性医用织物应在患者床边收集，盛装感染性织物的收集袋为橘红色，有"感染性织物"标识；有条件的医院可使用专用水溶性包装袋，感染性织物袋扎口前先喷洒1000 mg/L有效氯溶液消毒，再扎口密闭

装载量不应超过包装袋的2/3，并应在洗涤、消毒前持续保持密封状态，用包装箱（桶）装医用织物也应加盖密闭处理

与医院洗衣房或社会化洗涤公司进行交接，并做好相应记录

专用包装箱（桶）应一用一清洗消毒后备用，做好相应记录

⑫ 新型冠状病毒肺炎出院患者床单元终末处置流程

个人防护用品：工作圆帽、医用防护口罩、医用防护服、乳胶手套，必要时佩戴防护镜或防护面屏等

空气用3%过氧化氢、0.5%过氧乙酸、500 mg/L 二氧化氯等消毒液，按照20~30 mL／m³的用量进行气溶胶喷雾作用1小时，或遵照产品说明

病室开窗通风或机械排风30分钟

污染的床上用品等医用织物→可溶性织物袋密闭包装或者放入橘红色感染性医用织物塑料袋后向织物喷洒1000 mg/L的含氯消毒剂后密闭包装，包装袋上标注"新冠"→清洗消毒，做好交接记录

物表用1000 mg/L 含氯消毒液抹布或过氧化氢等高水平消毒湿纸巾擦拭（清洁顺序由上而下、由里到外、由轻度污染到重度污染）

注：清洁前应先完全清除污染物（血液、分泌物、呕吐物和排泄物）再进行消毒：
(1) 少量污染物用一次性吸水材料小心移除
(2) 大量污染物用一次性吸水材料完全覆盖，而后喷洒5000~10000 mg/L含氯消毒液至湿透，作用30分钟，小心清除干净
(3) 清除过程中避免接触污染物，清理的污染物置入医疗废物容器
(4) 清除污染物后，污染面用1000~2000 mg/L含氯消毒剂消毒

(1) 擦拭呼叫器及按钮→折叠擦拭用品→擦拭设备带
(2) 更换擦拭用品→擦拭输液架
(3) 更换擦拭用品→擦拭床旁桌（抽屉及夹层、桌、桌面、把手及外壁）
(4) 更换擦拭用品→擦拭病床床头→两侧床栏→床尾板→餐板等

作用30分钟后清水擦拭

用后抹布浸泡于1000 mg/L含氯消毒液作用30分钟后清洗干燥备用；用后消毒湿纸巾及时丢入医疗废物容器内

进入潜在污染区按照规范要求脱去个人防护用品，弃置于医疗废物容器内，实施手卫生

122 留观室终末消毒流程

```
                        ┌─────────────┐
                        │ 留观患者出院后 │
                        └──────┬──────┘
            ┌──────────────────┴──────────────────┐
    ┌───────────────┐                      ┌───────────────┐
    │ 疑似患者排除出院 │                      │ 确诊患者出院 │
    └───────┬───────┘                      └───────┬───────┘
            └──────────────────┬──────────────────┘
```

┌───┐
│ 个人防护品：工作圆帽、医用防护口罩、医用防护服、乳胶手套，必要时佩戴护目镜或防护面屏 │
└───┘

空气紫外线照射	病室开窗通风或机械排风30分钟
病室开窗通风或机械排风10分钟	空气用3%过氧化氢、0.5%过氧乙酸、500 mg/L 二氧化氯等消毒液，按照 ~30 mL/m³的用量
复用器械、环境物表等按常规处置	

餐饮具	复用诊疗用品	环境物表	医用织物	洁具	医疗废物	空调
建议使用一次性。非一次性首选煮沸消毒30分钟，也可用有效氯（溴）500 mg/L溶液浸泡30分钟后，再用清水洗净	(1) 体温计、听诊器、输液泵、血压计用1000 mg/L含氯消毒剂浸泡或擦拭消毒或其他有效消毒剂消毒 (2) 复用诊疗用品1000 mg/L含氯消毒剂预处理后采用双层黄色塑料袋密闭包装，放入标注"新冠"器械转运箱送消毒供应中心处理	0.2%~0.5%过氧乙酸溶液、500~1000 mg/L二氧化氯或有效氯（溴）1000 mg/L消毒液进行喷洒或擦拭消毒，作用时间应不少于30分钟	医用织物用水溶性织物袋或专用收集袋收集，单独密闭放置，外包装特别注明"新冠"标识。密闭转运至医院洗衣房或社会化洗涤公司	2000 mg/L含氯消毒剂浸泡消毒30分钟 消毒→清洗→消毒→干燥备用，一次性抹布、拖布按照医疗废物处置	(1) 集中放入双层包装袋盛装，鹅颈结式封口，分层封；锐器盒放入锐器盒内密闭封装。外包装特别注明"新冠"标识 (2) 电话联系医废转运人员，单独密闭放置，送定点暂存处统一处理，做好交接记录	(1) 过氧化氢消毒机空气消毒时空调保持运转（直流式除外） (2) 空气消毒后，打开所有门窗，并将空调系统开至最大，进行空气抽换并维持一段时间 (3) 及时更换空调过滤网 (4) 拆下的空调过滤网用2000 mg/L的含氯消毒剂或其他有效消毒剂喷洒至湿润，消毒30分钟后入医废容器 (5) 空调每升凝结水投200 mg有效氯，消毒60分钟后倒入下水道

⑫ 下呼吸道标本采集感染防控流程

采集人员按照《新型冠状病毒感染的肺炎实验室检测技术指南(第三版)》要求，进行下呼吸道标本采集

↓

备齐下呼吸道标本采集用物：
速干手消毒剂、消毒后纤维支气管镜、一次性收集器、负压泵、螺口塑料管、一次性无菌注射器(5 mL、50 mL)、生理盐水等

↓

采样时执行三级防护

↓

将采集后的下呼吸道标本放入一次性透明密封标本袋(有生物安全标识)，交付转运人员密闭转运，双方签字做好记录

↓

实施手卫生，立即送检

124 上呼吸道标本采集感染防控流程

采集人员按照《新型冠状病毒感染的肺炎实验室检测技术指南(第三版)》要求，进行上呼吸道标本采集

备齐上呼吸道标本采集用物：
速干手消毒剂、植绒拭子、病毒采集管、一次性收集器、负压泵等

采样时执行三级防护

将采集后的上呼吸道标本放入一次性透明密封标本袋(有生物安全标识)，交付转运人员密闭转运，双方签字做好记录

实施手卫生，立即送检

⑫ 血标本采集感染防控流程

采集人员按照《新型冠状病毒感染的肺炎实验室检测技术指南(第三版)》要求，进行血液标本采集

↓

备齐血液标本采集用物：
速干手消毒剂、静脉血样采集针、止血带、
垫巾、棉签

↓

采样时执行二级防护

↓

将采集后的血液标本放入一次性透明密封标本袋
(有生物安全标识)，确认无渗漏，交付转运人员
密闭转运，双方签字做好记录。

↓

实施手卫生，立即送检

126 眼结膜拭子标本采集感染防控流程

采集人员进行眼结膜拭子标本采集

↓

采集人员根据医师开具的检验项目医嘱

↓

在标本采集单上填写眼结膜拭子标本

在标本采集单上勾选后填写拭子数量和采集时间等信息

↓

备齐眼结膜拭子标本采集用物：速干手消毒剂、一次性采样拭子（以下简称拭子）、病毒采集管等

↓

采样时执行三级防护

↓

采集前核对患者信息→实施手卫生

↓

用拭子轻轻擦拭患者眼结膜表面→将拭子插入病毒采集管中→弃去尾部→悬紧管盖

↓

将采集后的眼结膜拭子标本放入一次性透明密封标本袋（大小合适，有生物安全标识）→每袋装1份标本→确认无渗漏→交付转运人员密闭转运→双方签字做好记录

↓

实施手卫生→立即送检

新型冠状病毒肺炎核酸检测标本院内转运流程

```
┌─────────────────────────────┐
│         规范采集标本          │
└─────────────────────────────┘
                │
┌─────────────────────────────────────────────────────┐
│ 将采样管外表面用1000 mg/L含氯消毒剂或75%乙醇擦拭消毒或其他有 │
│ 效消毒剂消毒，采样管放入一次性透明密封标本袋内密封，每袋装一份 │
│ 标本，并标注"新冠"                                      │
└─────────────────────────────────────────────────────┘
                │
    ┌─────────────────────────────┐
    │        通知专人转运标本         │
    └─────────────────────────────┘
                │
┌─────────────────────────────────────────────────────┐
│ 转运人员（穿戴隔离衣、医用外科口罩、一次性帽子、乳胶手套）携带新型冠状 │
│ 病毒专用标本箱接收，对标本袋外表面使用75%酒精或1000 mg/L消毒液进行消 │
│ 毒，将标本袋装入另外一个新的透明密封袋内密封，袋外标注"新冠"      │
└─────────────────────────────────────────────────────┘
                │
┌─────────────────────────────────────────────────┐
│ 将标本装入转运箱内，转运箱有生物安全标识。转运     │
│ 箱外表面使用75%酒精或1000 mg/L含氯消毒剂消毒      │
└─────────────────────────────────────────────────┘
                │
┌─────────────────────────────────────────────────┐
│ 新型冠状病毒核酸检测标本送至PCR实验室检测，       │
│ 转运途中标本处于直立状态，避免颠簸                 │
└─────────────────────────────────────────────────┘
                │
┌─────────────────────────────────────────────────┐
│ 实验室接收标本人员穿戴隔离衣、医用外科口罩、       │
│ 一次性帽子、乳胶手套，核对信息、交接签字           │
└─────────────────────────────────────────────────┘
                │
┌─────────────────────────────────────────────────┐
│ 实验人员正确选择防护用品（采取三级防护），         │
│ 并严格按照实验室生物安全操作规程，进行标           │
│ 本处理、检测等                                     │
└─────────────────────────────────────────────────┘
                │
┌─────────────────────────────────────────────────┐
│ 含有病原体的标本和相关保存液等医疗废物经专用       │
│ 压力蒸汽灭菌器灭菌（首选物理灭菌法）或化学消       │
│ 毒剂消毒后，按照感染性废物处理                     │
└─────────────────────────────────────────────────┘
```

128 疑似/确诊新型冠状病毒肺炎患者检验标本实验室检测感染防控流程

检验人员根据《新型冠状病毒实验室生物安全指南（第二版）》要求，在生物安全二级实验室生物安全柜内进行

有条件的医疗机构可设置独立实验室或采用专用仪器进行检测

检验人员采用三级生物安全防护：实施手卫生→戴医用防护口罩→戴工作圆帽→穿医用防护服→戴护目镜或防护面屏→戴乳胶手套→穿防渗漏耐磨靴套→戴第二层乳胶手套

收到有"新冠"标识的标本→生物安全柜内打开密封标本袋→取出标本

在通风橱中离心，离心过程中操作者勿离开→离心机停止10分钟以上→取出标本

可能产生气溶胶的试验在生物安全柜中操作→按项目要求进行检测，操作过程中尽可能缩短打开标本的持续时间→检测后标本→在生物安全柜中重新加上新盖→原标本盖消毒后弃置于医疗废物包装袋内

医疗废物规范化管理

对实验室环境、物体表面进行清洁消毒

实验结束→实施手卫生→脱去防护用品→实施手卫生

疑似/确诊新型冠状病毒肺炎患者病理标本转运、处置流程

规范采集标本，申请单标注"新冠"，准备转运

快速冰冻离体的病理标本置于双层标本袋中，密封，标注"新冠"

常规离体的病理标本置于双层标本袋中，使用10%中性福尔马林液固定、密封，标注"新冠"

其他病理标本置于合适容器密闭，标注"新冠"

通知专人转运标本
标本转运人员穿戴医用外科口罩、乳胶手套、隔离衣

标本转运人员接收标本后→将标本置于密闭标本转运箱（箱体外标注"新冠"标识）

密闭转运至临床病理中心→与标本接收人员（需穿戴医用外科口罩、一次性圆帽、隔离衣、乳胶手套）交接

如为纸质病理申请单，应使用紫外线进行正反两面照射

负责标本检查人员：实施手卫生→穿工作服、隔离衣→戴一次性圆帽、医用防护口罩、护目镜/防护面屏、乳胶手套

标本检验人员按照生物安全操作规程进行病理检验，如需离心操作应在"通风柜"内进行，离心管须加盖

实验结束后，对室内、台面、离心机等进行清洁消毒处理
(1) 取材台面、取材板、切片机等用1000 mg/L含氯消毒液或其他有效消毒剂消毒，必要时可提高消毒液浓度并延长消毒时间
(2) 液体标本（尤其是胸腔积液）用20000 mg/L含氯消毒液消毒后排放

无须继续保留的剩余标本，用10%福尔马林固定、密封储存，双层医疗废物包装袋双封双扎，注明"新冠"，离开实验室前加套一层医疗废物袋，或使用1000 mg/L含氯消毒剂对包装袋进行喷洒消毒，与医疗废物专职回收人员规范交接并记录

130 保洁员感染防护流程

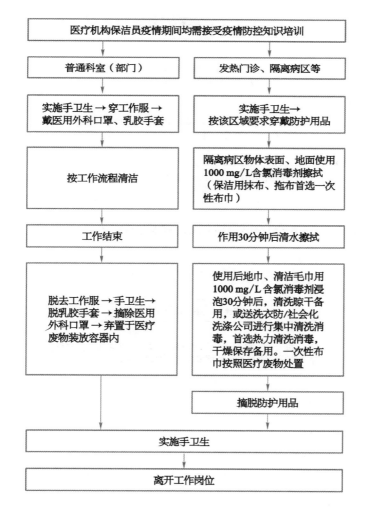

医疗机构保洁员疫情期间均需接受疫情防控知识培训

普通科室（部门）

发热门诊、隔离病区等

实施手卫生 → 穿工作服 →
戴医用外科口罩、乳胶手套

实施手卫生→
按该区域要求穿戴防护用品

按工作流程清洁

隔离病区物体表面、地面使用
1000 mg/L含氯消毒剂擦拭
（保洁用抹布、拖布首选一次
性布巾）

工作结束

作用30分钟后清水擦拭

脱去工作服 → 手卫生→
脱乳胶手套 → 摘除医用
外科口罩 → 弃置于医疗
废物装放容器内

使用后地巾、清洁毛巾用
1000 mg/L含氯消毒剂浸
泡30分钟后，清洗晾干备
用，或送洗衣防/社会化
洗涤公司进行集中清洗消
毒，首选热力清洗消毒，
干燥保存备用。一次性布
巾按照医疗废物处置

摘脱防护用品

实施手卫生

离开工作岗位

⒀ 普通电梯清洁消毒流程

疫情期间普通医用电梯，需标识清楚

保洁人员实施手卫生，更换工作服，依次戴医用外科口罩、一次性帽子和一次性乳胶手套

使用含有效氯500 mg/L的消毒液对电梯轿厢壁、按键、地面进行清洁消毒，时间 > 30分钟，用清水擦拭干净

消毒结束后，脱卸手套，扔到黄色医疗垃圾桶，实施手卫生

脱卸帽子和医用外科口罩，扔到黄色医疗垃圾桶

实施手卫生，脱去工作服

实施手卫生，离开工作岗位

注：每天运行前、运行后均应进行消毒。运行中根据人流量、使用频率等具体情况酌情增加清洁消毒频次。

132 专用电梯清洁消毒流程

疫情期间门诊、病房设置疑似、确诊患者专用电梯，
电梯应固定，设置警示标识

保洁人员实施手卫生，依次穿戴医用防护口罩、一次
性帽子、护目镜、隔离衣或防护服、一次性手套

运送患者至指定楼层

电梯使用后：使用1000 mg/L的含氯消毒液对电梯轿厢
壁、按键进行清洁消毒，时间＞30分钟，用清水擦拭
干净；或采用过氧化氢等消毒液进行消毒。将电梯停留
在固定楼层，进行通风终末消毒

消毒结束，脱卸手套
实施手卫生，脱卸医用防护服
实施手卫生，依次脱卸护目镜，实施手卫生，摘防护口罩
实施手卫生，脱卸一次性帽子
一次性防护用品按照医疗废物处置

实施手卫生,离开工作岗位

133 医疗污水应急处理流程

诊治新型冠状病毒肺炎疑似或确诊患者的医疗机构，在疫情期间产生的污水按照传染病医疗机构污水进行管控，强化杀菌消毒，确保出水粪大肠菌群等各项指标达到《医疗机构水污染物排放标准》的要求

加强污水处理站废水、污泥排放的控制和管理，防止病原体在不同介质中转移→位于室内的污水处理工程必须设有强制通风→为工作人员配备工作服、手套、护目镜等应急用品→加强对处理设施排出口和单位污水外排口水质的监测和评价

已建设污水处理设施的	未建设污水处理设施的
强化工艺控制和运行管理，确保达标排放	参照《医院污水处理技术指南》、《医院污水处理工程技术规范》等，因地制宜建设临时性污水处理罐（箱）

采用液氯、二氧化氯、次氯酸钠、漂白粉或漂白精消毒

臭氧消毒

接触时间≥1.5小时	接触时间1小时	接触时间<1小时	污水悬浮物浓度应小于20 mg/L，接触时间大于0.5小时，投加量大于50 mg/L，大肠菌群去除率不小于99.99%，粪大肠菌群数<100MPN/L
有效氯投加量50 mg/L，游离余氯量大于6.5 mg/L，粪大肠菌群数<100MPN/L	有效氯投加量80 mg/L，游离余氯量大于10 mg/L，粪大肠菌群数<100MPN/L	投氯量与余氯还需适当加大	

医院污泥应按危险废物处置要求，由具有危险废物处置资质的单位集中处置

参考文献

［1］中华人民共和国国家卫生健康委员会.国卫办医函〔2020〕
　　145号新型冠状病毒肺炎诊疗方案(试行第六版)的通知［EB/
　　OL］.(2020-02-19)［2020-02-20］.http://www.nhc.gov.cn/yzygj/s7
　　653p/202002/3b09b894ac9b4204a79db5b8912d4440.shtml.

［2］中华人民共和国卫生部.WS/T368-2012医院空气净化管理规
　　范［EB/OL］.(2012-04-05)［2020-02-20］.http://www.nhc.
　　gov.cn/wjw/s9496/201204/54511/files/8df30d0236d3421c874927
　　86c55c26e7.pdf.

［3］中华人民共和国国家卫生健康委员会.国卫办医函〔2020〕
　　103号新型冠状病毒感染的肺炎诊疗方案(试行第五版)［EB/
　　OL］.(2020-02-06)［2020-02-20］.http://www.nhc.gov.cn/
　　yzygj/s7653p/202002/3b09b894ac9b4204a79db5b8912d4440.
　　shtml.

［4］中华人民共和国国家卫生健康委员会.国卫办疾控函
　　〔2020〕109号新型冠状病毒肺炎防控方案(第四版)［EB/
　　OL］.(2020-02-06)［2020-02-20］.http://www.nhc.gov.cn/
　　jkj/s3577/ 202002/573340613ab243b3a7f61df260551dd4.shtml.

［5］陈学斌,杨学来,高敏等.呼吸机内部气路系统消毒的可行性
　　分析［J］.中国医学装备,2018,15(1):134-135.

［6］中华人民共和国卫生部.GB 50751—2012医用气体工程技术
　　规范［J］.医用气体工程,2017,2(02):37-43.

［7］陈玉华.环境喷雾消毒的声明［J］,中国感染控制杂志2013,

12（2）：112.

［8］ 中华人民共和国国家卫生健康委员会.新冠肺炎流行期间办公场所和公共场所空调通风系统运行管理指南的通知［EB/OL］.（2020−02−12）［2020−02−20］. http://www.nhc.gov.cn/jkj/s3577/202002/60b58b253bad4a17b960a988aae5ed92.shtml.

［9］ 中华人民共和国国家卫生和计划生育委员会.WS488−2016医院中央空调系统运行管理［EB/OL］.（2016−11−02）［2020−02−20］. http://www.nhc.gov.cn/ewebeditor/uploadfile/2016/11/20161109213907475.pdf.

［10］ 中华人民共和国国家卫生健康委员会.国卫办医函〔2020〕65号医疗机构内新型冠状病毒感染预防与控制技术指南（第一版）［EB/OL］.（2020−01−23）［2020−02−20］. http://www.nhc.gov.cn/yzygj/s7659/202001/b91fdab7c304431eb082d67847d27e14.shtml.

［11］ 中华人民共和国卫生部.WS/T367−2012医疗机构消毒技术规范［EB/OL］.（2012−04−05）［2020−02−20］. http://www.nhc.gov.cn/wjw/s9496/201204/54510.shtml.

［12］ 中华人民共和国卫生部.WS/T 311−2009医院隔离技术规范［EB/OL］.（2009−04−01）［2020−02−20］. http://www.nhc.gov.cn/wjw/s9496/200904/40116/files/3f2c129ec8d74c1ab1d40e16c1ebd321.pdf.

［13］ 中华人民共和国国家卫生和计划生育委员会.WS/T 512−2016医疗机构环境表面清洁与消毒管理规范［EB/OL］.（2016−12−27）［2020−02−20］. http://www.nhc.gov.cn/ewebeditor/uploadfile/2017/01/20170119150706183.pdf.

［14］ 中华人民共和国国家质量监督检验检疫总局、中国国家标准化管理委员会.GB 19083−2010医用防护口罩技术要求［S］.北京：中国标准出版社,2011.

［15］杜建,岳淑敏,谢忠尧,等.医用防护口罩防护效率及佩戴时间的研究［J］.中国防痨杂志,2012,34（10）：633−635.

［16］中华人民共和国国家卫生健康委员会.国卫办医函〔2020〕75号新型冠状病毒感染的肺炎防控中常见医用防护用品使用范围指引（试行）［EB/OL］.（2020−01−27）［2020−02−20］http://www.nhc.gov.cn/yzygj/s7659/202001/e71c5de925a64eafbe1ce790debab5c6.shtml.

［17］中华人民共和国国家卫生健康委员会.新型冠状病毒感染不同风险人群防护指南和预防新型冠状病毒感染的肺炎口罩使用指南的通知［EB/OL］.（2020−01−30）［2020−02−20］.http://www.nhc.gov.cn/jkj/s7916/202001/a3a261dabfcf4c3fa365d4eb07ddab34.shtml.

［18］中华人民共和国国家卫生健康委员会.肺炎机制发〔2020〕20号不同人群预防新型冠状病毒感染口罩选择与使用技术指引的通知［EB/OL］.（2020−02−04）［2020−02−20］.http://www.nhc.gov.cn/jkj/s7916/202002/485e5bd019924087a5614c4f1db135a2.shtml.

［19］中华人民共和国国家卫生健康委员会.国卫办医函〔2020〕98号加强疫情期间医用防护用品管理工作的通知［EB/OL］.（2020−02−04）［2020−02−20］.http://www.nhc.gov.cn/yzygj/s7659/202002/039b10b649c444d7b39ad8a8b62e1c60.shtml.

［20］中华人民共和国国家卫生健康委员会.国卫办医函〔2020〕76号新型冠状病毒感染的肺炎病例转运工作方案（试行）的通知［EB/OL］.（2020−01−27）［2020−02−20］.http://www.nhc.gov.cn/yzygj/s7653p/202001/ccee6ec0942a42a18df8e5ce6329b6f5.shtml.

［21］李六亿,吴安华.新型冠状病毒医院感染常见困惑探讨［J］.中国感染控制杂志,2020.2（19）：1−4.

［22］中华人民共和国国家质量监督检验检疫总局,中国国家标准

化管理委员会.YY 0469-2011 医用外科口罩［S］.北京：中国
标准出版社,2011.

［23］国家食品药品监督管理局.YY/T0969-2013一次性使用医用
口罩［S］.北京：中国标准出版社,2014.

［24］左双燕,陈玉华,曾翠,等.各国口罩应用范围及相关标准介绍
［J］.中国感染控制杂志,2020,19(2)：1-8.

［25］中华人民共和国国家卫生健康委员会.肺炎机制发〔2020〕17
号做好儿童和孕产妇新型冠状病毒感染的肺炎疫情防控工作
的通知［EB/OL］.(2020-02-02)［2020-02-20］. http://www.
nhc.gov.cn/fys/s7902/202002/de2d62a5711c41ef9b2c4b6f4d
1f2136.shtml.

［26］APIC Emergency Preparedness Committee, Public Policy
Committee and Regulatory Review Panel.APIC position paper：
extending the use and/or reusing respiratory protection in
healthcare settings during disasters.(2009-12-04)［2020-02-
20］. https://www.mintie.com/assets/img/education/APIC%20
aerosol%20procedure%20list.pdf.

［27］中华人民共和国国家环保总局.环发〔2003〕206号医疗废物
集中处置技术规范［EB/OL］.(2003-12-26)［2020-02-20］.
http://www.mee.gov.cn/gkml/zj/wj/200910/t20091022_172250.
html.

［28］中华人民共和国国家卫生健康委员会.国卫办医函〔2020〕81
号做好新型冠状病毒感染的肺炎疫情期间医疗机构医疗废
物管理工作的通知［EB/OL］.(2020-01-28)［2020-02-20］.
http://www.nhc.gov.cn/yzygj/s7659/202001/6b7bc23a44624ab28
46b127d146be758.shtml.

［29］中华人民共和国生态环境部.环办水体函〔2020〕52号关
于做好新型冠状病毒感染的肺炎疫情医疗污水和城镇污

水监管工作的通知[EB/OL].(2020-02-01)[2020-02-20]. http://www.mee.gov.cn/xxgk2018/xxgk/xxgk06/202002/t20200201_761163.html.

[30] 中华人民共和国国家环保总局.公告2005年第35号《医疗机构水污染物排放标准》[EB/OL].(2005-07-27)[2020-02-20]. http://www.mee.gov.cn/ywgz/fgbz/bz/bzwb/shjbh/swrwpfbz/200601/t20060101_69193.htm.

[31] 中华人民共和国科技教育司.国卫办科教函〔2020〕70号新型冠状病毒实验室生物安全指南(第二版)[EB/OL].(2020-01-23)[2020-02-20]. http://www.nhc.gov.cn/qjjys/s7948/202001/0909555408d842a58828611dde2e6a26.shtml.

[32] 中华人民共和国卫生部.可感染人类的高致病性病原微生物菌(毒)种或样本运输管理规定[EB/OL].(2005-12-28)[2020-02-20]. http://www.nhc.gov.cn/xxgk/pages/viewdocument.jsp?dispatchDate=&staticUrl=/zwgkzt/wsbysj/200804/27546.shtml.

[33] 中华人民共和国国家环境保护总局.HJ421-2008医疗废物专用包装物、容器和警示标志标准[EB/OL].(2008-02-27)[2020-02-20]. http://www.mee.gov.cn/ywgz/fgbz/bz/bzwb/gthw/qtxgbz/200803/W020080306421798697634.pdf.

[34] 中国疾病预防控制中心.0—6岁儿童预防临时指南[EB/OL].(2020-02-03)[2020-02-20]. http://www.chinacdc.cn/jkzt/crb/zl/szkb_11803/jszl_2275/202002/t20200203_212168.html.

[35] 李阳,李占飞,毛庆祥,等.新冠肺炎疫情期间严重创伤紧急手术及感染防护专家共识[J],中华创伤杂志,2020,36(02):1-7.

[36] 李新营,王琦,何跃明,等.新型冠状病毒肺炎患者围手术期处理及防护的认识与思考[J].中国普通外科杂志,2020.

[37] 陶凯雄,张必翔,张鹏,等.新型冠状病毒肺炎背景下普通外科

诊疗防控工作建议［J］.中华外科杂志,2020,58(00): E001－
E001.

［38］王伟,黄建华.新型冠状病毒肺炎疫情下实施血管外科诊疗的
思考和建议［J］.中国普通外科杂志,2020.

［39］新型冠状病毒肺炎影像学检查院内感染防控管理:中华医学
会影像技术分会推荐意见(第一版)［J］.中华放射学杂志,
2020,54(00): E009－E009.

［40］中华人民共和国国家卫生健康委员会.国卫办医函〔2020〕
102号加强重点地区重点医院发热门诊管理及医疗机构内感
染防控工作的通知［EB/OL］.(2020－02－04)［2020－02－20］.
http://www.nhc.gov.cn/yzygj/s7659/202002/485aac6af5d54788a
05b3bcea5a22e34.shtml.

［41］中华人民共和国国家卫生健康委员会.WS/T 591—2018医
疗机构门急诊医院感染管理规范［EB/OL］.(2018－05－10)
［2020－02－20］.http://www.nhc.gov.cn/ewebeditor/uploadfi
le/2018/05/20180523150938396.pdf.

［42］中华人民共和国卫生部.卫生部令第41号医疗机构传染
病预检分诊管理办法［EB/OL］.(2005－02－28)［2020－
02－20］.http://www.nhc.gov.cn/ewebeditor/uploadfi
le/2018/05/20180523150938396.pdf.

［43］中华人民共和国国家卫生健康委员会.WS/T 511－2016经空气
传播疾病医院感染预防与控制规范［EB/OL］.(2016－12－27)
［2020－02－20］.[ZZ(Z)]http://www.nhc.gov.cn/ewebeditor/uploa
dfile/2017/01/20170119150530360[ZZ)].pdf.

［44］中华人民共和国国家卫生健康委员会.国卫办疾控函〔2020〕
156号新型冠状病毒肺炎防控方案(第五版)的通知［EB/
OL］.(2020－02－21)［2020－02－20］.http://www.nhc.gov.cn/
jkj/s3577/202002/a5d6f7b8c48c451c87dba14889b30147.shtml.

［45］World Health Organization. Coronavirus disease（COVID-19）technical guidance：Laboratory testing for 2019-nCoV in humans［EB/OL］. https://www.who.int/emergencies/diseases/novel-coronavirus-2019/technical-guidance/laboratory-guidance.

［46］梁琪. 新型冠状病毒肺炎影像学检查、诊断及医院内感染预防与控制：湖南省放射学专家共识［J］.中南大学学报（医学版）：1-8.

［47］钟飞扬，张寒菲，王彬宸，等.新型冠状病毒肺炎的CT影像学表现［J］.武汉大学学报（医学版）：1-5.

［48］李晔，蔡冉，陆烨.应对新型冠状病毒肺炎防护服的选择和使用［J］.中国感染控制杂志，2020，19（2）：1-6.

［49］LI Y, CAI R, LU Y. Selection and use of protective clothing in novel coronavirus pneumonia epidemic［J］. Chinese Journal of Infection Control, 2020, 19（2）：1-6.

［50］胡建美，赵洁.新型冠状病毒肺炎疫情防控期间医用护目镜防雾技巧［J/OL］.护理研究.［2020-02-20］. http://kns.cnki.net/kcms/detail/14.1272.R.20200214.1116.002.html.

［51］冯梅，张焱林，宋志芳，等.华西医院新型冠状病毒感染肺炎诊治一线医疗队武汉驻地内部管理［J/OL］.中国呼吸与危重监护杂志.［2020-02-20］. http://kns.cnki.net/kcms/detail/51.1631.R.20200210.2248.008.html.

［52］中华人民共和国国家卫生健康委员会.肺炎机制综发〔2020〕60号 新型冠状病毒肺炎流行期间商场和超市卫生防护指南的通知［EB/OL］.（2020-01-27）［2020-02-20］. http://www.nhc.gov.cn/jkj/s3577/202002/6a13deef74604f39a16390679d98283c.shtml.

［53］中华人民共和国国家卫生健康委员会.肺炎机制发〔2020〕15号公共场所新型冠状病毒感染的肺炎卫生防护指南的通

知[EB/OL].(2020−01−30)[2020−02−20].http://www.nhc.gov.cn/jkj/s7916/202001/d9ae8301384a4239a8041d6f77da09b6.shtml.

[54] 中华人民共和国国家卫生健康委员会.肺炎机制发〔2020〕2号 严格预防通过交通工具传播新型冠状病毒感染的肺炎的通知[EB/OL].(2020−01−24)[2020−02−20].http://www.nhc.gov.cn/jkj/s3577/202001/e5e8c983baba4c1589512e6c99fdaa4e.shtml.

[55] 中华人民共和国国家卫生健康委员会.国卫办医函〔2020〕106号新型冠状病毒感染的肺炎防控中居家隔离医学观察感染防控指引(试行)的通知[EB/OL].(2020−02−04)[2020−02−20].http://www.nhc.gov.cn/yzygj/s7659/202002/cf80b05048584f8da9b4a54871c44b26.shtml.

[56] 中华人民共和国国家卫生健康委员会.新型冠状病毒感染的肺炎防控公众预防指南汇编(一)[EB/OL].(2020−01−30)[2020−02−20].http://www.nhc.gov.cn/jkj/s7915/202001/bc661e49b5bc487dba182f5c49ac445b.shtml.

[57] 何俊美,魏秋华,任哲,等.在新型冠状病毒肺炎防控中口罩的选择与使用[J/OL].中国消毒学杂志,2020(02):1−5

[58] 宋武慧,潘滨,阚海东,等.安全、便捷技术再生一次性医用口罩的实验研究[J].微生物与感染,2020,15(1):26−36.

[59] 国务院应对新型冠状病毒感染的肺炎疫情联防联控机制医疗物资保障组.国务院应对新型冠状病毒感染的肺炎疫情联防联控机制物资保障组印发《关于疫情期间防护服生产使用有关问题的通知》:工信明电[2020]7号[EB/OL].(2020−01−29)[2020− 02− 13].http://www.miit.gov.cn/n1146285/n1146352/n3054355/n3057601/n3057608/c7653869/content.html.